北京市科学技术委员会
科普专项资助

北京市科委科普专项资助

国家癌症中心肿瘤专家答疑丛书

看 结

且肠癌

叫明白

董碧莎◎丛书主编

张海增◎主编

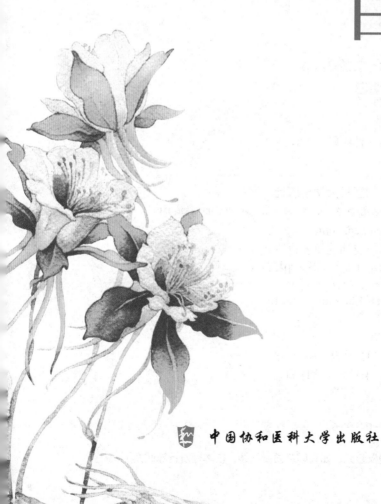

中国协和医科大学出版社

图书在版编目 (CIP) 数据

结直肠癌看了就明白 / 张海增主编. —北京：中国协和医科大学出版社，2015. 12

(国家癌症中心肿瘤专家答疑丛书)

ISBN 978-7-5679-0499-6

Ⅰ. ①结… Ⅱ. ①张… Ⅲ. ①结肠癌—诊疗—问题解答 ②直肠癌—诊疗—问题解答 Ⅳ. ① R735.3-44

中国版本图书馆 CIP 数据核字 (2015) 第 322441 号

国家癌症中心肿瘤专家答疑丛书
结直肠癌看了就明白

主　　编：张海增
责任编辑：吴桂梅　孙阳鹏
绘　　图：宋若琴

出版发行：中国协和医科大学出版社
　　　　　（北京市东城区东单三条 9 号　邮编 100730　电话 010-65260431）
网　　址：www. pumcp. com
经　　销：新华书店总店北京发行所
印　　刷：涿州市汇美亿浓印刷有限公司

开　　本：710mm×1000mm　　1/16
印　　张：8.75
字　　数：100 千字
版　　次：2015 年 12 月第 1 版
印　　次：2022 年 4 月第 2 次印刷
定　　价：38.00 元

ISBN 978-7-5679-0499-6

国家癌症中心肿瘤专家答疑丛书

结直肠癌看了就明白

主　　编：张海增

副 主 编：金　晶　杨　林

编　　者（按姓氏笔画排序）：

支文雪	王　力	王　铸	王　燕	王子平
王仲照	王珊珊	王海燕	王慇杰	车轶群
丛明华	叶霈智	田爱平	石素胜	乔友林
刘　炬	刘　敏	刘　鹏	刘跃平	吕　宁
孙　莉	孙永琨	朱　宇	毕新刚	许潇天
闫　东	齐　军	吴　宁	吴秀红	吴宗勇
吴晓明	张海增	张燕文	李　宁	李　槐
李树婷	李峻岭	李彩云	李喜莹	李智宇
杨　林	杨宏丽	肖　琴	邹霜梅	周冬燕
易俊林	郑　容	郑朝旭	金　晶	姚利琴
姚雪松	姜　军	宣立学	赵方辉	赵东兵
赵京文	赵国华	赵维齐	徐　波	徐　泉
徐志坚	耿敬芝	袁正光	高　佳	聂红霞
黄初林	黄晓东	彭　涛	董莹莹	董雅倩
蒋顺玲	韩彬彬	窦利州	魏葆珺	

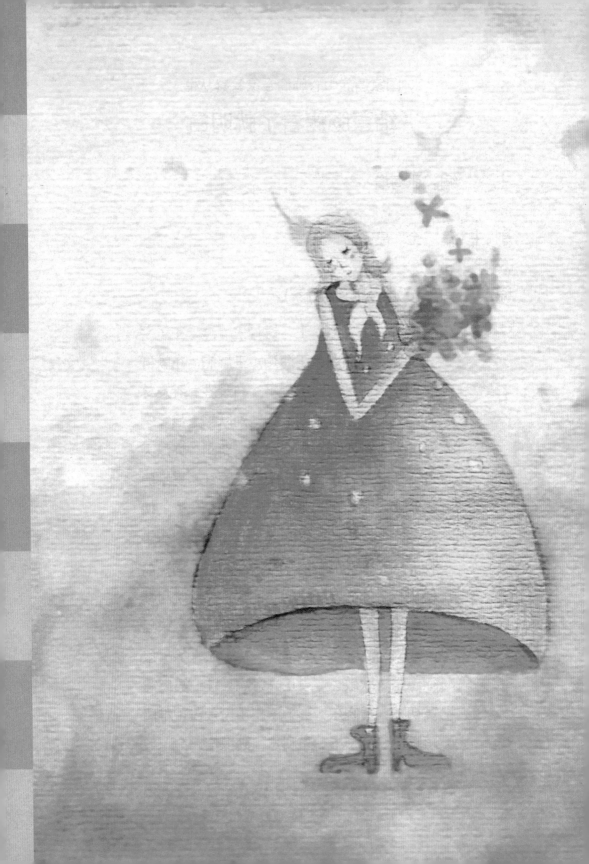

前　言

从全球发达国家癌症的发病规律中，我们看到癌症的发病率在一定阶段随经济的快速发展而呈增长趋势。在社会、人们给予普遍重视并采取相应措施之后，发病状况将逐渐趋缓。人类在攻克癌症的科学探索中取得的每一点进步，都将对降低癌症的发病率、提高癌症的治愈率起到不可低估的作用。我国目前正处在癌症的高发阶段，我们常常听到、看到以及周围的同事、亲友都有癌症发生，癌症离我们越来越近，癌症就在我们身边。癌症究竟是怎么回事，怎样才能减少患癌症的风险，得了癌症怎么办……，这些都是癌症患者、家属乃至大众问得最多的问题。为了帮助大家解除疑惑，了解更多相关知识，在癌症的治疗、康复和预防上给予专业性的指导，我们编写了这套丛书，希望能够协助患者、家属正确面对癌症，以科学的态度勇敢地与医务工作者共同战胜疾病。

《国家癌症中心肿瘤专家答疑丛书》（以下简称《丛书》）包括肺癌、胃癌、结直肠癌、肝癌、乳腺癌等5种常见癌症，分为5个分册，方便读者选用。《丛书》以癌症的诊断、治疗、预防和康复为主线，介绍了癌症的临床表现、诊断、治疗方法、复查、预防与查体、心理调节以及认识癌症、病因的探究等相关内容。书中内容均为当前在癌症预防、诊断、治疗、科研中的最新成果。书中的观点、方法均以科学研究与临床实践为依据，严谨准确，坚决杜绝用伪科学引导、误导读者，帮助患者适时的选择治疗方法正确就医、康复。《丛书》中应读者需要还纳入了有关营养饮食、心理调节内容，在癌症的治疗康复中扩大了医疗之外的视野，提示患者和家属应更加关注合理的饮食和心理调节的重要性。为了更加贴近患者和家属，《丛书》采取了问答形式，读者找到问题便可以得到答案，方便读者使用。

《丛书》各册的主编都是长期工作在临床一线的医生，参加《丛书》撰写的作者都是活跃在本专业领域的中青年专家、业务骨干。部分资深专家也加入到编者行列，为了帮助癌症患者，普及科学知识，大家聚集在一起，在繁忙的临床科研教学工作中挤出时间撰写书稿。每本分册在编写前都向患者征集问题或将初稿送患者阅读修改。每本分册都是专家与读者的真诚对话，真心交流，字里行间流露出专家对读者的一片热忱、一份爱心。《丛书》的编写覆盖了肿瘤内科、外科、麻醉、诊断、放疗、病理、检验、药理、营养、护理、肿瘤病因、免疫、流行病学等肿瘤临床、肿瘤基础领域的专业知识，参编专家100余人。有些专家特为本书撰写的稿件已经可以自成一册，因为篇幅所限，只摘取了其中少部分内容。大家都有一个共同的心愿：为读者提供最好的读物。《丛书》是参与编辑人员集体的奉献。在书稿的编写出版过程中还有很多令人感动的故事，点点滴滴都体现了专家们从事医学科学的职业追求和职业品格，令人敬佩，值得学习。在此，对参加《丛书》撰写的专家、学者及所有人员表示衷心的感谢！策划编辑张平同志在《丛书》的组稿、修改、协调、联络全过程中发挥了中心作用，做出了重要贡献，在此对她表示感谢！

　　最后，希望《丛书》能够给予读者更多的帮助。患者在这里可以找到攻克癌症的同盟军，我们将共同努力，为战胜疾病、恢复健康而奋斗。作为科普读物，本书还有诸多不足，请广大读者给予指正。

董碧莎

2015 年 10 月 1 日于北京

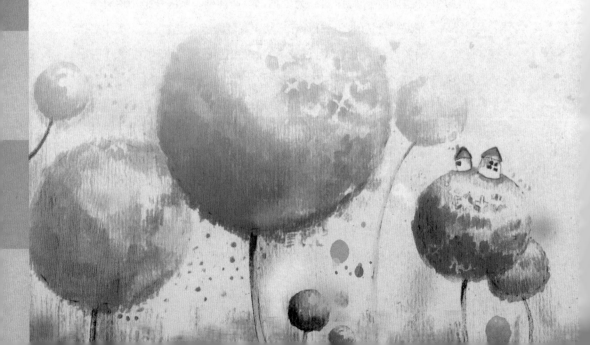

目　录

七、认识结直肠癌篇   109

八、病因探究篇   119

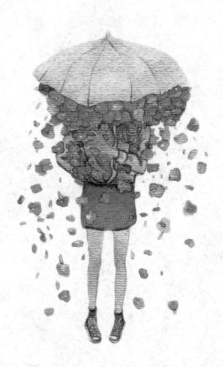

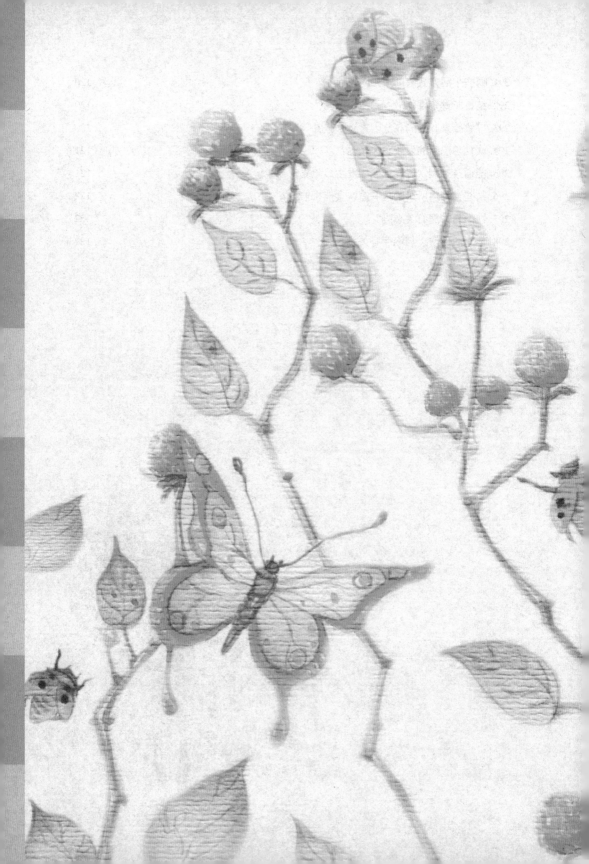

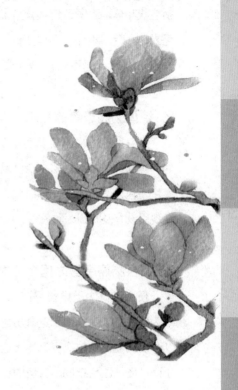

1. 什么是临床表现？

　　临床表现是指患者得了某种疾病后身体发生的一系列异常变化。临床表现包括症状和体征。所谓症状就是指患者主观感觉的身体不适或异常表现，如头痛、乏力、吞咽困难等；而体征则是指由医生通过望诊、触诊、听诊查到的客观异常表现，如听诊时听到的心脏杂音、触诊时触到的肝或脾肿大等。

2. 结直肠癌患者的临床表现有哪些？

　　结直肠癌的临床表现主要表现为排便习惯、排便性状及排便规律的改变；腹痛；腹部肿块；肠梗阻症状以及发热、乏力、贫血等全身症状等。排便性状的改变主要包括大便不成形、血便、黏液或脓血便等。很多患者因为缺乏相关知识，发现后没有及时到医院就诊，因而错过了治疗的最佳时机。

3. 结直肠癌患者为何会便血，出现便血意味着什么？

　　便血是仅次于排便习惯改变的最常见症状，便血可为排出肉眼可见的血便或为便潜血阳性。由于这种出血属于下消化道出血，便血的颜色多为暗红色或鲜红色。病变部位越靠近远端（近肛门端），血液的变化越少，看起来越鲜红。位于降结肠、乙状结肠、直肠的癌，血色偏红，常被误诊为内痔、痢疾或肠炎。部分患者由于癌灶位于右半结肠或更靠近回盲部，且出血在肠道内停留时间较长，可出现类似上消化道出血形成的黑便或柏油样便。出血主要是由于炎症、血运障碍与机械刺激等原因，导致癌灶表面黏膜发生糜烂、溃破，甚至癌灶本身破裂所致。出血量与癌肿的大小不成正比关系，亦不能确定即是癌肿所致。一些非恶性疾病如肠结核与慢性肠炎虽也可有便血的表现，但对有血便或持续性便潜血阳性患者，仍应首先考虑到结直肠癌的可能，进行进一步检查，以求确诊或排除。

4. 结肠癌患者腹痛、腹胀的特点有哪些？

　　疼痛的性质可分为隐痛、钝痛与绞痛，时间上可分为阵发性和持续性疼痛。隐痛多发生在肿瘤侵犯至肠壁肌层后。当肿瘤侵犯肠壁全层并与周围组织发生粘连后，可出现持续性疼痛。阵发性绞痛多出现在肠梗阻时或由肿瘤造成的肠道刺激引起。突发剧痛并伴有腹膜刺激征则提示肠穿孔。当肿瘤进一步向腹腔转移扩散后，才出现腹胀，腹胀多由急慢性肠梗阻、肿瘤所致肠道功能失调等引起，其发生率较低。在结肠癌患者中，腹痛发生率为60%~81%。升降结肠牵拉后腹膜造成的后背痛是一个不常见并且是晚期的症状。

5. 结肠癌患者发生肠梗阻的原因及其特点有哪些？

肠梗阻是结肠癌的后期症状，多表现为慢性不全性低位肠梗阻症状，但可急性发作，表现为急性肠梗阻。急性肠梗阻，发作前无明显的自觉症状，或虽有慢性梗阻症状，未被患者重视，待出现急性肠梗阻时才就诊。发生完全性肠梗阻时，如回盲瓣仍能防止肠内容物反流，即成闭襻式肠梗阻，梗阻近侧结肠高度膨胀，尤以盲肠最为显著，甚至可发生肠穿孔。有时乙状结肠或横结肠癌肿可诱发结肠套叠而引起急性肠梗阻。左半结肠癌发生梗阻的概率较右半结肠癌为高。而在结肠梗阻的患者中，经手术证实有20%~55%的患者是由结肠癌所致；在急性肠梗阻患者中，国外报道3%的患者是由结肠癌引起，因此在患者（尤其是老年患者）出现下消化道梗阻征象时，应首先考虑结肠肿瘤的可能性。

6. 直肠癌早期症状有哪些？

直肠癌在早期症状不特异。主要变现为直肠刺激症状，出现排便次数增多和大便性质的改变如大便不成形、黏液便、黏液血便或脓血便。常被误诊为"肠炎"、"痢疾"、"溃疡性结肠炎"等。但是，直肠癌腹泻症状并不像结肠炎那样，来势急，好转快；也不像痢疾那样典型的出现里急后重症状。直肠癌的直肠刺激症状是既缓慢又逐渐进展，在合并感染时刺激症状明显，一经对症处理也可以暂时好转，但是经过较长时间的治疗仍有黏液血便者，应引起足够的重视。

7. 出现哪些情况时可能是直肠癌，需要到医院检查？

（1）大便习惯异常，排便次数增加，同时出现少量黏液性便、黏液血便。

（2）既往有黏液便、腹泻病史，但症状轻微者突然增重，与原来排便次数、排便性状发生变化时，也应再次复查确诊。

（3）无明显原因的便秘与腹泻交替出现。

（4）排便费力，排出的大便有压迹，呈槽沟状扁条状、细条状。

以上四种情况有任何一项都应及时去医院检查，最好请外科或肛肠科医生检查。

8. 直肠癌晚期症状有哪些?

直肠癌晚期症状除了一般常见的食欲不振、乏力等外，还有如下症状：

（1）由于直肠癌晚期癌肿增大导致肠腔狭窄，出现肠梗阻现象，当肠腔完全阻塞后，则出现便秘、腹胀、腹痛等肠梗阻症状。

（2）直肠癌晚期癌肿进一步扩大时会侵犯周围组织器官，使患者排尿困难、尿频、尿痛等。直肠癌晚期侵及骶前神经丛，会出现骶尾和腰部疼痛症状直肠癌晚期转移至肝脏时，引起肝肿大、腹水、黄疸，甚至恶病质等症状。

（3）肛门指检时可触及肿块，直肠癌晚期患者排便次数增多、排便不尽、便意频繁、里急后重等癌肿局部刺激症状。

（4）肠道分泌物增加是另一个典型的直肠癌晚期症状，这是肠道黏膜受刺激引起的。有少量的黏液分泌物会随大便排出，大便表面有条状黏液。当肿瘤继续发展，对直肠黏膜刺激更大，患者感到直肠内有轻度不适，或经常有一种虚无的便意感。直肠癌晚期癌瘤表面溃烂时，大便则更加稀薄，可如水样而混有黏液和血液。

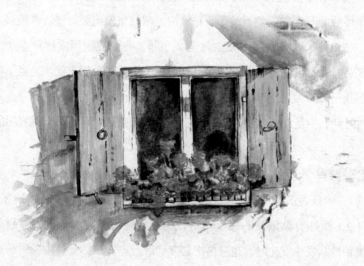

诊断篇

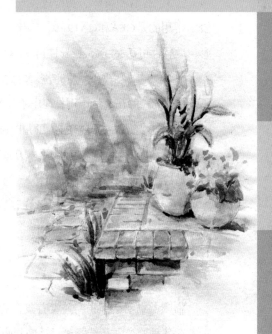

9. 结直肠癌的辅助诊断方法有哪些?

（1）直肠指诊：是最重要的体格检查方法，因为我国 3/4 的直肠癌位于直肠中段以下，易被扪及，是不能省略的检查手段。

（2）便潜血检查：可作为筛查手段，消化道每日出血量大于 5ml 时，此检查即可出现阳性，对消化道肿瘤具有提示作用。

（3）血清肿瘤标志物检查：与胃癌相似，目前尚无特异的结直肠癌抗原，较为常用的是CEA和CA19-9，二者之间并没有明显相关性，然而二者联合检测时，敏感性可达86.3%，特异性可达88.79%。

（4）气钡双重对比灌肠造影 X 线摄片检查：是诊断结肠癌常用而有效的方法，不同形态的癌肿在 X 片中可呈现出不同的形状，对病灶的定位效果优于纤维结肠镜。

（5）B 超、CT 和 MRI：可判断肿瘤浸润肠壁的深度及邻近组织、远隔器官是否受累，为术前分期、制定手术方案或是否行放、化疗提供参考。MRI 还可更敏感地检测直肠癌淋巴结转移情况，为肿瘤分期分级提供帮助。

（6）纤维结肠镜检查：是诊断结直肠癌的最有力工具。可直接看到病灶，还能取得活组织检查明确病理诊断。

10. 如何发现早期结直肠癌?

临床上早期结直肠癌并没有典型的特异症状，早期诊断主要依靠各种特殊检查。在各种检查中，结肠镜是诊断早期结直肠癌的最有效手段。部分早期结直肠癌仅表现为肠黏膜的粗糙、溃疡或隆起。部分早期结直肠癌是有良性息肉恶变而来。钡灌肠和CT很难发现较小病变或对病变定性。在结肠镜直视下可以准确发现这些病变，并对怀疑恶变的黏膜进行活检，早期诊断。

11. 肠镜检查发现结肠癌，但未获得病理证实，为什么不做手术?

手术前必须要考虑几个问题：是不是结肠癌（定性）？该不该手术（最佳治疗）？手术范围应该多大（手术的根治程度）？从中可以看出，如果第一步都没有决定好，后面的步骤则无法进行。从医学发展上看，除了结肠癌首选手术切除外，其他结肠疾病目前几乎都可以选择非手术疗法。以溃疡性结肠炎为例，主要依赖药物治疗，手术治疗为辅。同样，一些结肠良性腺瘤可以在肠镜下行切除，无需手术。设想，对于一个结肠息肉怀疑恶变的患者，如果术前反复病理取材都证实为良性，不必进行手术，他该有多么幸运。反之，如果出于对疾病的担心仓促进行了结肠切除手术，结果证实为良性，又该多么懊恼。所以，当遇到诊断困难时，患者及家属应戒急、戒躁，保持心态平和，与自己的主治医生进行深入沟通，以选择正确的治疗方案。

12. 什么是肿瘤标志物？

肿瘤标志物是指在恶性肿瘤发生和增殖过程中，由于肿瘤细胞的基因不同表达（高或低表达）而合成、分泌并脱落到体液或组织中的物质，或是由机体对肿瘤反应而异常产生并进入到体液或组织中的物质。这些物质有的不存在于正常人体内，只存在于胚胎中，有的在正常人体内含量很低，当身体内发生肿瘤时其含量逐渐增加超过正常人的水平。总之能够反映肿瘤存在和生长的这一类物质被称为肿瘤标志物。

13. 怀疑某种肿瘤时，为什么医生常要求查几种肿瘤标志物？

怀疑某种肿瘤时，医生常要求查几种肿瘤标志物。原因是每种肿瘤标志物的灵敏度和特异性都不同。单一指标只能反映某种肿瘤的一个侧面，联合检测多种肿瘤标志物，可以提高该种肿瘤的阳性检出率，帮助临床医生对疾病的诊断。

14. 结直肠癌的相关肿瘤标志物有哪些？

常用的结直肠癌肿瘤标志物包括 CEA、CA19-9 等。

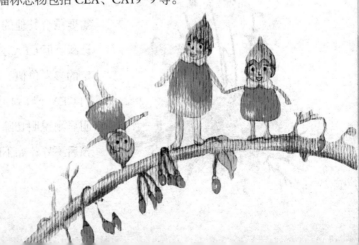

15. 体检发现肿瘤标志物升高，是不是得癌了？

如果无相关临床表现，仅单次检查提示某项肿瘤标志物轻度升高，不必过于紧张。应该找专科医生就诊，先排除一些影响检测结果的因素，并再次复查。如果动态检测结果持续升高，则提示有存在肿瘤的可能性，应及早行进一步检查。

16. 化验单上的 CEA 是什么意思？

CEA 是癌胚抗原的英文缩写，为存在于结直肠癌及胚胎结肠黏膜上皮细胞的一种糖蛋白。由胎儿胃肠道上皮组织、胰和肝的细胞合成。通常在妊娠前 6 个月内 CEA 含量增高，出生后含量下降。健康成年人血清 CEA 浓度小于 5 μg/L。而患胃肠道肿瘤时，CEA 反流入淋巴或血液而致血清 CEA 升高。CEA 是一种广谱肿瘤标志物，在多种恶性肿瘤中都有升高，如肺癌、结直肠癌、胰腺癌、胃癌、乳腺癌等。CEA 含量还受到其他因素的影响。吸烟者可能出现假阳性，妊娠期妇女、心血管疾病、糖尿病、非特异性结肠炎者中有 15%~53% 的血清 CEA 也会升高。

17. 血液检查 CEA 升高，便潜血阳性，是不是一定得了结直肠癌？

便潜血试验，是直肠癌最简单的常规检查方法。阳性不一定就是癌症。对便潜血试验阳性者，应进一步做结肠镜检查，以便进一步明确诊断；若大便潜血试验阴性，而临床上高度疑为结直肠癌时，应重复检查。

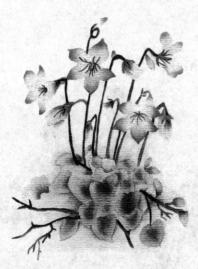

血清 CEA 是一种广谱肿瘤标志物，有 50%~80% 的结直肠癌患者血清 CEA 是升高的。但升高不一定就是结肠癌，需要结合其他的检测结果综合分析进行诊断。但 CEA 水平在术后的检测中有一定的参考价值，手术切除肿瘤以后三周内 CEA 下降到正常范围，如术后下降不明显则说明切除不完全，或已有转移，预后不好；如下降一段时间又升高，则提示复发。其他还有 CA19-9 等也可作为结肠癌的辅助诊断指标。

18. 为什么已经诊断肿瘤，但是肿瘤标志物并不升高？

总体而言，肿瘤标志物的敏感性并不高，造成尽管已明确诊断为肿瘤，但肿瘤标志物正常的情况，也就是医生所说的假阴性。下述原因与假阴性相关：①产生肿瘤标志的肿瘤细胞数目少。②细胞表面被封闭。③机体体液中一些抗体与肿瘤标志物（肿瘤抗原）形成免疫复合物。④肿瘤组织本身血液循环差，产生的肿瘤标志物不能分泌到外周血中。此外，血标本的采集，贮存不当也会影响肿瘤标志测定的结果。

19. 大便颜色黑伴乏力的患者需要做什么检查？

黑便一般与消化道出现血性物质有关。根据来源，可以分为内源性和外源性，前者来自于患者本身，如消化道出血，且以上消化道出血为多。而外源性途径多为经口进食血液性制品，如鸭血、猪血等，某些中药也可产生黑便。为辨明黑便原因，通常要进行便潜血试验，如结果阳性，则要进一步行内镜等检查。引起便潜血阳性的原因中以消化道肿瘤多见，所以需要引起重视。

20. 什么是便潜血？便潜血试验对诊断结直肠癌有何帮助？

便潜血是指消化道少量出血，红细胞被消化破坏，而粪便外观无异常改变，肉眼和显微镜下均不能证实的出血。利用各种特殊的酶联免疫方法，人们可以检测出消化道的微量出血，这些方法统称为便潜血试验。便潜血试验的意义在于早期提示消化道肿瘤。文献表明，约 20% 消化道肿瘤患者潜血试验阳性，晚期肿瘤则可达 90% 以上，并呈持续阳性。因此便潜血试验常作为筛查消化道肿瘤的首选指标。此外，其他引起消化道出血的疾病也可导致潜血试验阳性，如消化道溃疡、炎症、痢疾、直肠息肉、痔疮出血等。

21. 留取便潜血标本需要做哪些准备？

由于化学法主要是通过血红蛋白中含铁血红素具有过氧化物酶的活性分解过

氧化物、催化色原物质氧化呈色等一系列化学反应得出检测结果，这就要求患者应在留取便潜血标本前三天禁食动物血、肉类、维生素 C 等，以免在用化学法检查大便隐血时出现假性结果。而用免疫法进行便潜血检查时则是直接检测大便中的血红蛋白，故不需要禁食上述食品。但是如果出血部位在上消化道，由于红细胞或血红蛋白会被消化分解，这时采用免疫法进行检测则会出现假阴性结果，故需采用化学法进行检测。

22. 患者有痔疮，经常大便带血，医生为什么建议做结肠镜检查？

痔疮的主要临床表现为大便带血，而部分直肠癌，甚至结肠癌也可以表现为大便带血。因此，临床上常有直肠癌误诊为痔疮而延误治疗的病例，主要原因是仅凭症状及大便化验而诊断，未进行肛门指诊和结肠镜检查。因此，对于凡是大便带有脓血、排便习惯及大便性状改变、CEA 等肿瘤标志物有升高的患者，应考虑到结直肠癌可能，需行结肠镜检查。

23. 结肠镜检查前如何进行肠道准备？

肠道准备是结肠镜检查的基本保障，肠道准备的清洁度直接影响结肠镜检查的结果。肠腔内的粪便可掩盖黏膜病变，有文献报道因为因肠道准备不充分而遗漏扁平腺瘤的发生率可高达 27%，甚至可因视野不清、肠腔走向不明，导致出血等严重并发症。有效的清洁肠道是结肠镜检查成功的关键，清洁的肠道为顺利插镜、观察结肠黏膜、准确取得活检组织标本、经结肠镜切除息肉等治疗活动顺利进行提供了基本条件。

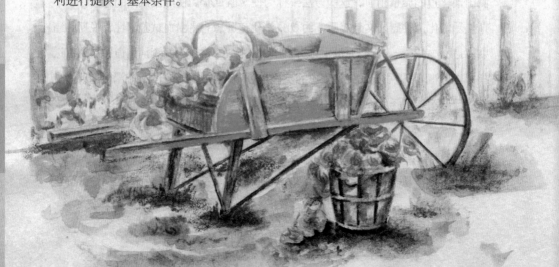

24. 结肠镜检查有哪些风险？

结肠镜检查的主要风险有出血、穿孔、疾病的漏诊等风险。

结直肠镜检查是用来检查结直肠癌症或癌前病变的一种技术。它的并发症之一是会造成结直肠壁穿孔或损伤。文献报道结肠镜检查中，发生穿孔的概率为0.19%，也就是说1000个做肠镜的患者会有近2例出现穿孔的情形；但同篇文献中也指出穿孔发生的主要原因是医疗技术人员的操作技术与手法原因造成，所以推荐在有经验的医疗中心做肠镜检查。

而结肠镜检查中出血，主要指在进镜过程中对黏膜的擦伤，尤其是有腹部手术的病史的患者（如子宫切除，阑尾炎或胆囊炎手术），一方面在接受结肠镜检查时较为难受，也容易发生结肠黏膜的擦伤，但文献报道，结肠镜检查中发生出血的概率仅为2%~7%，一方面同样与操作者的技术熟练程度有关，一方面也有受检者的配合程度有关，所以接受肠镜检查的患者，一定要配合操作医生及护士的指示，及时的翻转体位，合理的呼气或吸气，90%的患者可以较为顺利，无痛苦的完成肠镜检查，同时降低在操作过程中擦伤肠道的可能。

文献报道，即使经验丰富的内镜医生，在结肠镜检查中也会有20%的结肠病变漏诊的情况，但漏诊病灶多为早期腺瘤，对结肠癌的漏诊率小于1%，而充分的肠道准备，患者良好的顺应性，均可有效避免肠道病变的漏诊。

25. 结肠镜检查痛苦吗？

很多人因对结肠镜检查心存恐惧而拒绝接受。其实，结肠镜与胃镜一样方便。它通过肛门插入逆行向上检查到直肠、乙状结肠、降结肠、横结肠、升结肠和盲肠以及与结直肠相连的一小段小肠（回肠末端）。通过结肠镜不但可以清楚地发现肠道病变，还可对部分肠道病变进行治疗，如结直肠息肉等良性病变镜下直接摘除，对怀疑有恶变的肠道疾病进行活检。

检查时医生会通过肠镜向肠腔内注入一定量气体便于观察。由于肠结构迂回曲折，检查过程中被检查者可能有不同程度的胀痛或牵拉感觉，只要被检者能够镇定地按照医生的嘱咐积极配合，绝大多数人可耐受并完成检查。对于过分紧张或高度肠痉挛的受检者，可使用镇静剂或解痉药物或改行无痛内镜检查。

因为结肠镜可以观察肠道病变的位置、大小、形态，并能发现 1 厘米以下早期的癌肿，还能完成全癌活检。了解其病理分化程度。因此，凡有大便习惯改变，不明原因下消化道出血，尤其是 40 岁以上者，遵医嘱均应进行结肠镜检查，不要因对其不了解而拒绝应该接受的检查，而丧失了诊疗的最佳时机。

26. 内镜检查无法通过的结直肠癌患者该如何选择影像检查？

内镜检查无法通过的结直肠癌患者，如果没有肠梗阻发生，CT 结直肠仿真内镜是首选检查方法。CT 结直肠仿真内镜检查在发现结直肠癌上的效能与内镜相仿，同时具有安全性高、检查时间短、痛苦小等优点，大部分患者均可顺利完成检查。CT 结直肠内镜不仅可以对结直肠肿瘤本身进行评估，同时也可以发现肠外病变，尤其是淋巴结、肝脏、肺等器官，对患者的治疗均有重要的指导价值。钡灌肠检查同样可以完成全结直肠的影像评估，但钡灌肠检查无法观察肠道外病变，而且检查时间长，检查耐受性也不如 CT，目前钡灌肠检查仅作为 CT 检查的备选检查。

对于发生肠梗阻的患者，应选择腹盆腔CT检查，同时结合多平面重建技术，不仅可以确定肠梗阻发生的部位，同时也对肠梗阻发生的原因及程度等进行一定程度的判断，为患者获得及时准确治疗提供帮助。

27. 结直肠癌为什么要做影像学检查？

结直肠癌治疗方案的选择依赖于对肿瘤的准确评估，否则就会出现过度医疗或治疗不足的现象，对预后均是不利的。对于早期癌可以通过内镜或经肛门局部切除等微创手术治疗，而对于不适合微创治疗的早期癌和进展期癌则需要准确分期，根据肿瘤分期的不同选择最佳治疗方案。影像学检查对结直肠癌的检出、定位、分期、并发症的诊断、肿瘤复发、转移及疗效评价等均具有重要价

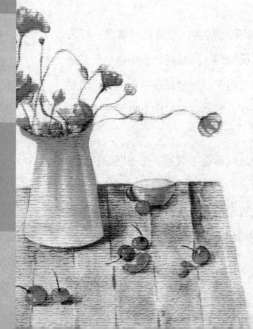

值，从而为肿瘤最佳治疗方案的选择提供了重要的保障，因此对结直肠肿瘤患者完成相应的影像学检查是非常必要的。

28. 超声检查对结直肠癌的诊疗有什么意义？

常规超声检查方法主要包括经腹超声、腔内超声及术中超声等。

经腹超声具有操作简单、安全、无创、无辐射等优点，在临床中广泛应用。但对结直肠癌诊断和分期作用有限，无法发现较小的结直肠癌原发肿瘤，也无法对肿瘤进行精确定位。同时在肝转移瘤诊断方面，常规超声对肝脏肿瘤定性不如 CT 和 MR，超声造影剂的应用在一定程度上提高了肝脏肿瘤诊断的准确性，但该项检查仍存在一定影像检查盲区（如膈顶区），且对操作者手法和经验依赖性较强，目前经腹超声主要用于肝脏转移瘤的筛查检查。

腔内超声主要包括直肠腔内超声检查和内镜超声检查。常规直肠腔内超声是将探头直接深入直肠内对直肠肿瘤进行超声扫描，诊断直肠癌局部浸润的准确性高于 CT 和 MR，尤其是对早期直肠癌诊断更为精确，是中下段直肠癌值得推荐的影像检查方法。内镜超声是将内镜检查和超声检查相融合，从而解除了常规直肠腔内超声探头长度的限制，可以对整个结直肠进行检查，已经成为结直肠癌术前检查的重要影像检查方法。但同样受到超声扫描范围限制，对转移病灶的探查能力有限，需联合其他影像检查方法。

术中超声主要用于结直肠癌肝转移治疗的患者，由于有些转移灶位置较深、病灶小等因素，手术中也无法直观发现或触及，术中超声有利于肝脏转移瘤病变的检出和定位，对手术方式的选择具有重要指导价值。

29. 钡灌肠检查在结直肠癌的诊断中有什么意义？

钡灌肠检查方法包括两种，一种是单对比造影法；另一种是气钡双重对比造影剂法。单对比法由于对黏膜破坏及微小病变的敏感性不足，已很少用于临床。目前通常说的钡灌肠检查均指的是气钡双重对比造影剂法。气钡双重对比造影剂法可以对全结直肠进行评估，用于结直肠肿瘤的检出和定位，被认为是一种安全、准确的全结直肠检查方法。但随着医学技术的发展，该项检查逐渐暴露出一些问题。首先，钡灌肠检查作为影像学检查，无法像结肠镜那样对病变进行活检或切除。其次，钡灌肠检查和结肠镜检查一样，仅仅能观察到腔内病变，而无法观察病变侵犯范围及转移情况，因而无法对病变进行准确分期。再有，钡灌肠检查是重叠影像，对小病变的检出率不高，尤其是当结肠本身同时存在多发憩室等非息肉性病变时，多病变影像的重叠会进一步降低息肉性病变的检出。最后，钡灌肠检查对发现特殊部位病变具有一定的局限性，而且其操作技术要求较高、受结肠非肿瘤性病变影响较大等原因都限制了该项检查的进一步应用和发展。对于结直肠肿瘤检出和定位诊断方面，目前认为该项检查更适用于CT结肠仿真内镜检查的替代检查方法。

30. 什么是 CT 增强扫描？在结直肠肿瘤诊治中有什么意义？

增强扫描是指经静脉给予水溶性碘造影剂后再行扫描，使病变组织与邻近正常组织间的密度差增加，从而提高病变显示率。病变组织密度增加称为增强或强化，其机制是病变组织内血管丰富或血流缓慢，含碘造影剂在病理组织中停滞、积蓄而强化。因此增强扫描可反映病理组织性质。

CT 增强扫描对结直肠癌肿瘤的发现及肿瘤浸润深度的判断价值不高，对于结直肠癌筛查的人群，非增强低剂量 CT 检查是推荐的影像学检查方法。增强 CT 检查主要用于确诊的结直肠肿瘤患者的分期及随访，可以提高病变定性诊断及检出率，尤其是对肝转移瘤及淋巴结转移诊断方面尤为重要。对于已经确诊的结直肠癌患者，如无明确增强禁忌证，无论是治疗前的肿瘤分期还是治疗后的随访均推荐 CT 增强检查，以防止平扫 CT 组织分辨率不足造成病变的漏诊。

31. 磁共振检查在结直肠癌诊断中有什么意义？

磁共振（MRI）检查不仅可以发现结直肠腔内病变，也可以发现腔外病变，且软组织对比度优于CT，在局部和区域直肠癌分期应用方面MRI有逐渐代替CT

的趋势。同时MRI由于软组织分辨率高，是评估直肠系膜和环周切缘最佳手段，是直肠癌推荐的主要检查方法。

32. 什么是PET-CT？

PET-CT全称是正电子发射计算机断层X线计算机断层成像，是正电子发射型计算机断层（PET）-X射线计算机断层（CT）有机地一体化组合而成的功能分子影像成像系统。

PET即正电子发射体层摄影，是一种通过了解病灶部位对正电子核素示踪剂的摄取情况掌握病灶代谢状态的核医学影像技术。

CT即计算机断层摄影术，是通过X射线对人体进行体层检查，其对解剖结构的分辨较PET清晰。

PET-CT将以上两种技术有机地整合至同一台设备，并把不同性质的图像有机地融合显示。此技术是将极其微量的正电子核素示踪剂注射到人体内，然后采用PET探测这些正电子核素在人体各脏器的分布情况，通过计算机断层显像的方法显示人体主要器官的生理代谢功能和结构，同时应用CT技术为这些核素分布情况进行精确定位。该技术可同时显示器官的解剖情况和功能信息，是目前影像诊断技术中最为理想的结合。

33. PET-CT在结直肠癌检查中有什么特点？

PET属于功能显像，灵敏度高，能发现病变的早期变化，但由于PET-CT分辨率低、消化道对氟代脱氧葡萄糖（FDG）摄取等原因，难以对原发直肠癌浸润深度进行准确评价，而不被列为结直肠癌常规检查，主要应用于肿瘤的复发和转移的评估和检测。

34. 什么情况下医生会让患者进行尿常规检查？

尿液常规检查是临床上最常用的重要检查项目之一，一般在以下情况下会让患者进行尿常规检查。

（1）对怀疑泌尿系统感染的患者如：有尿急、尿痛、尿频等尿路刺激征或者腰部肾区叩痛、血尿等症状的患者，以便确认尿中是否有白细胞、红细胞或尿蛋白等。

（2）对有黄疸症状的患者，以确认是否有尿胆色素的增高，是否有肝胆系统的疾病等。

（3）对有代谢系统疾病的患者，进行尿常规检查可确认有无尿糖、酮体升高，可筛查患者有无糖尿病等。

（4）对怀疑泌尿系统结石或肿瘤的患者，尿常规检查可确认有无隐血、红细胞等，以帮助临床早诊及鉴别诊断。

35. 什么是晨尿？尿液常规分析为什么一般要求留取晨尿进行检测？

尿常规检查时一般最好留取晨尿进行送检，那么什么是晨尿呢？晨尿就是清晨起床后第一次排尿时收集的尿液标本。这种尿液标本较为浓缩，尿液中的血细胞、上皮细胞、病理细胞、管型等有形成分的浓度较高、形态也较为完整，有利于尿液形态学和化学成分分析。

36. 什么是中段尿？留取合格的尿常规分析标本有哪些注意事项？

留取尿液常规分析时一般要求患者取中段尿标本进行送检，中段尿顾名思义就是排尿过程中中间排出的尿，即不留先排除的尿，也不留最后排除的尿，只收集留下中间段的尿液。它可以避免男性精液和女性外阴部的一些分泌物混入尿液标本中对检查结果造成影响，从而出现一些检查项目的假性升高。

尿常规分析标本虽然易得，但是留取合格的标本对于得到正确的化验结果也是至关重要的。尤其是尿标本一般由患者自己留取送检，患者更应该遵从医嘱留取标本。那么留取合格的尿常规分析标本还有哪些注意事项呢？

（1）留取尿常规分析标本前到医院指定地点领取清洁的一次性标本容器。

（2）女性患者应避开月经期，在外阴清洁的情况下留取中段晨尿送检。

（3）男性患者应避免精液、前列腺液等对标本的污染。

（4）留取标本后要立即送检。如送检不及时就会导致尿液中细菌增殖、酸碱度改变，细胞等有形成分破裂，造成检测结果的不准确。

37. 如何留取合格的便常规检查标本？

大便标本也是由患者自己留取送检，同样留取合格的标本对于得到正确的化验结果也是至关重要的。所以患者更应该遵从医嘱留取标本。留取合格的便常规标本还有哪些注意事项呢？

（1）留取便常规检查标本前到医院指定地点领取清洁的一次性防渗漏标本容器。

（2）应留取异常成分的粪便，如含有黏液、脓血等病变成分的标本送检；外观如无异常，需从表面、深处及粪便多处取材送检。送检标本大小以蚕豆大一块为宜。

（3）灌肠标本或服油类泻剂的粪便标本不宜送检。

（4）应避免混有尿液、消毒剂及污水等杂物。

（5）留取后应立即送检。放置时间过久，可能会导致细胞破裂、阿米巴等一些寄生虫的死亡，难以检出异常成分，从而影响检测结果的准确性。

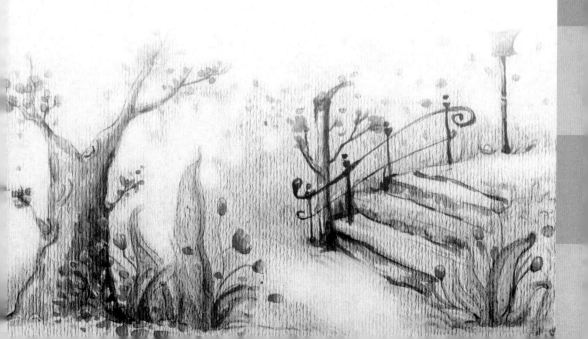

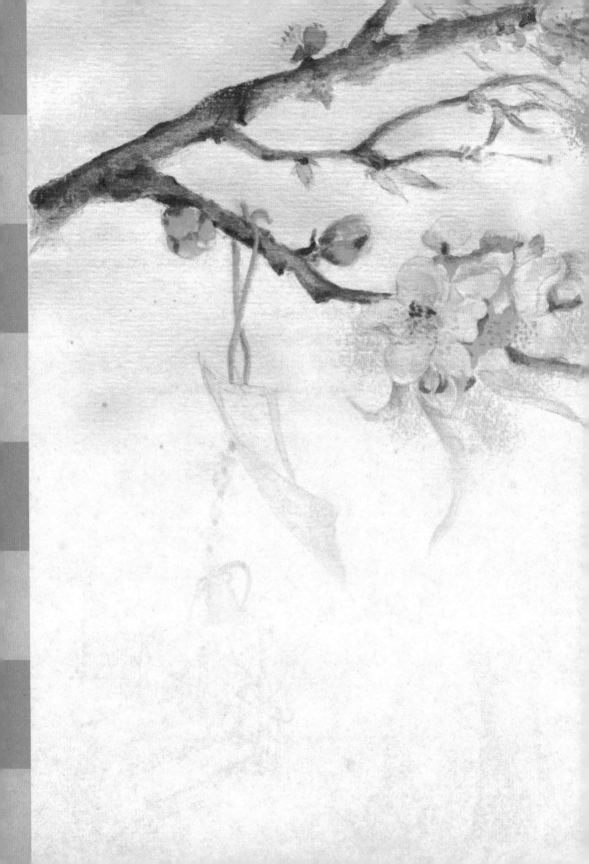

治疗篇

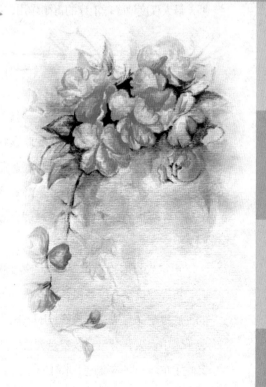

38. 结直肠癌有哪几种治疗方法？

总体上讲结直肠癌的治疗与其他肿瘤一样有外科治疗、放射治疗、化学治疗等三种传统的治疗方法，近年来兴起的生物治疗（免疫治疗、基因治疗等）可能在未来会发挥越来越大的作用，但目前疗效尚待进一步的研究证实。中医中药也可发挥一定的辅助治疗作用。

39. 什么是结直肠癌的多学科综合治疗？

就是根据患者结直肠肿瘤的临床和病理分期、部位、病理类型、生物学行为、分子生物学特征以及患者的具体状况有计划地、合理地、个体化地安排现有的各种治疗手段（手术、放疗和化疗），以最大程度地提高治疗效果，尽可能地延长生存期，最大程度地降低治疗的毒副作用，最大程度地保留脏器功能和改善生活质量。

（一）外科治疗

40. 手术前患者为什么需要禁食、禁水？

所谓禁食、禁水，是指禁止吃食物和饮水。一般手术前都要求患者禁食、禁水，其主要目的是排空胃内容物，避免术中、术后发生呕吐造成误吸。因为手术操作时刺激腹膜或内脏，有些麻醉药物也可刺激消化系统，造成患者呕吐。而麻醉后，呼吸道的保护性反应已减弱，故呕吐物可误吸入呼吸道引起阻塞或吸入性肺炎。

正常人胃内物质排空需要4~6小时，当情绪激动、恐惧、焦虑或疼痛不适时，可导致排空速度减慢，因此成人一般在手术前8~12小时开始禁食，以保证胃的彻底排空。有些患者偷偷地瞒着医生和护士进食水，这是非常危险的，极易造成手术中误吸，甚至导致窒息死亡的严重后果。如果术前禁食、禁水时间不够或又吃了东西，则需推迟手术时间，甚至取消该手术。

41. 月经期患者能接受手术吗？

除非是急诊手术，对月经期患者不宜实施择期或限期手术。因为月经期患者脱落的子宫内膜含有较多纤溶酶原激活物，导致血液中纤维蛋白溶解系统活动增强，容易导致出血量增多，增加了手术危险性。此外，月经期患者抵抗力减低，增加了感染的风险。

42. 为什么手术前需要患者进行呼吸道准备？

手术后患者因为伤口疼痛而不敢深呼吸、咳嗽和排痰，导致呼吸道分泌物在气道内积聚，降低了肺的通气量，加重气道阻塞，造成肺不张，呼吸道易感染致肺炎，因此需在手术前进行呼吸道准备。

吸烟的患者应该在手术前 1~2 周停止吸烟，以减少上呼吸道的分泌物。

练习正确咳痰的方法：腹式呼吸（用鼻深吸气，尽力鼓起腹部，屏气 1~2 秒后，嘴唇微缩成吹蜡烛状缓慢呼气，呼气时腹部自然回缩）数次→深吸气→憋住气→放开声门，收缩腹肌使气体快速冲出将痰咳出。

有呼吸道炎症者，术前应用抗生素、雾化吸入等治疗，待感染控制后才可以接受手术。

43. 手术前一天为什么要为患者做手术区域皮肤准备？

皮肤是机体的天然防御线，手术会破坏此防御线而增加感染的概率。手术前进行皮肤准备的目的就是预防手术后切口感染。皮肤准备通常在手术前一天进行，皮肤准备的内容包括除去患者手术区域的毛发、污垢及微生物。手术区皮肤准备的范围一般应包括以切口为中心，半径在 20cm 以上的范围。此外，手术前一日患者还应修剪指甲、剃须、洗头、洗澡。小儿可以不剃体毛，只作清洗。

44. 手术当天需要患者做什么准备？

手术日不要化妆，要去除患者的唇膏、指甲油，以便于手术中观察患者末梢血液循环情况；要取下活动性假牙，因为假牙可能会脱落而阻塞呼吸道；取下发卡、假发、金属物品、饰物等，因为金属会导电，饰物会伤及患者；将随身携带的所有贵重物品，如首饰、钱、手表，交由家属保管；如为助听器、隐形眼镜，可暂时戴着，便于与手术室工作人员谈话、沟通，可于手术前一刻取下。患者贴身穿着干净的病服；依照要求禁食、禁水；术前要排空膀胱，其目的是为了避免麻醉后造成手术台上排尿，避免手术过程中误伤膨胀的膀胱，避免患者手术后因受麻醉影响或麻醉未清醒而发生排尿困难。

45. 手术前患者为什么要做全面检查?

外科手术是一项有创伤性的诊疗手段，并伴有不同程度的风险。因此，在手术前进行全面的检查是了解患者身体状况、疾病情况、手术耐受能力和可能出现的风险的重要步骤。检查一般包括常规检查和专科检查两方面。手术前常规检查主要包括：血液常规及血型、尿常规、便常规、心电图、胸部正、侧位 X 线片、超声波检查、肝肾脏功能、血液电解质、生化全套、血糖、出凝血功能、乙肝两对半、丙肝、艾滋病、梅毒的等相关病原学检查。专科检查则要根据病变的部位进一步行影像造影、CT、MRI 等大型仪器设备的检查，腔镜检查、相关肿瘤标志物检查、细胞学检查、肿瘤组织活检或穿刺活检病理学检查，所有这些都是为准确诊断，仔细制订手术计划，更好地完成手术，保障患者健康。

46. 结直肠癌患者手术前为什么要戒烟?

外科手术，对人体本身是一种创伤，往往需要很长时间才能恢复。几乎所有的外科医生都会劝患者术前戒烟，因为术前吸烟可导致术中及术后诸多并发症：如升高血压、诱发心绞痛、支气管哮喘等，同时术后咳嗽咳痰以及肺部并发症增多，术后咳嗽增加腹腔压力，可能导致伤口裂开。

47. 术前戒烟多长时间有效?

戒烟早期，有些患者咳痰量会增加，还有些患者出现新的气道反应性疾病或原有症状加重。戒烟早期还可能出现与尼古丁戒断相关的激动和焦虑症状（也就是烟瘾发作）。停止吸烟2天（至少12小时），吸烟产生的有害物质和尼古丁水平降至正常，机体由于吸烟导致的缺氧状态会有所改善，但研究表明，只有戒烟6~8周以上，手术后呼吸系统并发症才有显著降低。但癌症手术基本上都是择期手术或限期手术，往往不能等这么久才实施手术，至少在手术前戒烟2天还是应该能做到的，当然，彻底戒掉更好。

48. 糖尿病患者，一直口服降糖药，手术前应否停药，什么时间停药合适？

结直肠癌手术后，糖尿病患者通常无法口服降糖药物。因此，静脉使用胰岛素成为了术后控制患者血糖的主要方法。一方面，患者营养摄入的方式由术前的经口进食变成了经静脉营养输液；另一方面，血糖控制由口服降糖药变成了静脉使用胰岛素，因此，想要在很快的时间内将血糖控制得非常平稳是有一定难度的。医生通常在术前 1～2 天开始给患者输注静脉营养，并摸索胰岛素用量，根据监测血糖的结果将胰岛素用量由少往多调整。手术后，因为身体应激反应的影响，血糖会比术前更高，需要进一步调整胰岛素的用量。因此，围手术期血糖控制是一个随时监测、随时调整的过程。

当术后患者开始进流食、半流食时，医生会逐渐减少输液中胰岛素的用量，并逐步恢复使用口服降糖药物。

49. 术前需要履行哪些知情同意手续？什么人有资格签署手术知情同意书？

患者知情同意即是患者对病情、诊断和治疗（例如手术）方案、治疗的益处及可能带来的风险、费用开支、临床试验等真实情况有了解与被告知的权利，患者在知情的情况下有选择接受与拒绝的权利。按卫生部门要求应由患者本人签署知情同意书。当患者不具备完全民事行为能力时，才会由其法定代理人签字；患者因病无法签字时，也可以由其授权的人员签字。患者的知情同意选择权是每一个患者都具有的权利，知情同意书可以作为医疗机构履行说明告知义务的证据，也是患者及家属行使知情权的证据。让患者及其亲属能客观认识诊疗目的、效果、可能产生的并发症及意外等情况，充分享有知情权。

在患者接受诊治的过程中，需要患者履行的知情同意手续包括以下几个方面：

（1）术前、术中知情手续：所有手术前主管医生会与患者进行术前谈话，并签署手术知情同意书，其内容包括术前诊断、手术指征、手术方式、可选择的诊疗方法及优缺点、术中和术后的危险性、可能的并发症及防范措施。术中置入身体的内置物（如吻合器、固定器等），术前谈话中会记明选择的类型；术中病情变化或手术方式改变需及时告知患者家属并由被委托人书面在告知单上签名。手术的不确定因素较多，手术引起患者新的疾病甚至死亡的风险与疾病的治疗效果相伴相随。有时候手术可能达不到根治疾病的目的，达不到患者希望的理想状态，甚至使患者失去生命。手术风险具有不确定性、不可预测性等特征。

（2）如果在治疗中进行临床试验、药品试验、医疗器械试验及其他特殊检查、特殊治疗，主管医生将在治疗前向患者及家属告知相关情况，征求意见，由患者及家属签署同意检查、治疗的知情同意书。

（3）创伤性诊疗知情手续：对患者进行任何创伤性诊疗均需进行谈话告知并签写同意书；内容包括当前的主要病情、采取创伤性诊疗活动的目的及必要性、医疗风险、其他可选择的诊疗方法及优缺点、可能的并发症、注意事项及防范措施。

（4）麻醉知情制度：在进行麻醉操作前，麻醉医生会告知患者相关情况并由患者或被委托人签写同意书；告知内容包括术前诊断、麻醉名称及方式、麻醉风险、防范措施。

（5）输血知情制度：输血前主管医生会向患者告知相关情况并由患者或被委托人签写同意书；告知内容包括输血的目的、必要性、种类、数量、可能发生的风险、并发症及防范措施。

50. 手术知情同意书中写了那么多并发症，是否都会发生？

并发症是指患者发生了现代医学科学技术能够预见但却不能避免和防范的不良后果，一般分为两种情况：一种是指一种疾病在发展过程中引起另一种疾病或症状，如消化道肿瘤可能有引发肠梗阻、肠穿孔或大出血等并发症。另一种是指在临床诊疗和护理过程中，患者因治疗一种疾病而合并发生了与诊疗这种疾病有关的另一种或几种疾病或症状。外科手术并发症是影响手术效果极为重要的因素，也常常是损害患者健康甚至致死亡的重要原因。手术知情同意书中写的并发症均是基于手术对组织器官损坏可能带来的病症，术中、术后是否发生并发症受多种因素影响，每位患者的自身状况、疾病情况、医疗单位及医生的技术水平等许多因素都是影响并发症的因素，并发症的发生的概率也受多种因素影响，比如高龄患者手术并发症发生的概率就大于年轻患者。并不是手术知情同意书中写的并发症都会发生，医护人员也在尽力减少并发症的发生。

51. 主要的麻醉方法有哪些？

主要的麻醉方法有三种：全身麻醉（简称全麻）、局部麻醉（简称局麻）和椎管内麻醉。

每一种麻醉还有许多不同的形式和操作方法，麻醉医生会根据手术方式和患者自身状况选择最佳的麻醉方法。

52. 什么是全身麻醉？

麻醉医生可以通过呼吸面罩或气管导管给患者吸入全身麻醉药，也可以通过静脉途径给患者注射麻醉药。麻醉药物产生中枢神经系统抑制，大脑不能从神经系统那里接受任何的疼痛信号，患者表现为暂时神志消失、全身痛觉丧失、遗忘、反射抑制和骨骼肌松弛。麻醉药物对中枢神经系统抑制的程度与体内药物浓度有关，并且可以控制和调节。全身麻醉期间，麻醉医生会使用各种设备严密监测患者的生命体征和各重要脏器的功能，适当调整麻醉深度。这种抑制是完全可逆的，手术结束后停止使用麻醉药物，体内残存的麻醉药物可以被代谢分解或从体内排出，患者的神志及各种反射会逐渐恢复。

53. 全身麻醉对大脑会不会有损伤？

目前临床使用的所有全身麻醉药其作用都是短暂的、一过性的，即停止使用后经过短时间的代谢分解，排出体外，其麻醉作用也会完全消失，更不会遗留中枢神经系统的任何伤害和不良反应。因此不必担心全身麻醉会损伤患者的大脑。

54. 什么是局部麻醉？

局部麻醉是将局麻药应用于身体外周局部神经时，只产生躯体某一部位的麻醉，使该部位不感觉疼痛。局部麻醉也是完全可逆的，不产生组织损害。常用的局部麻醉有表面麻醉、局部浸润麻醉和神经阻滞麻醉。表面麻醉是将局麻药与局部黏膜（如眼黏膜、鼻腔黏膜、口腔黏膜等）直接接触，穿透黏膜作用于神经末梢而产生局部麻醉作用。我们经常所说的局麻主要是指局部浸润麻醉。局部浸润麻醉是沿手术切口分层注射局麻药，麻醉组织中的神经末梢而产生局部麻醉作用。神经阻滞麻醉不是把局麻药用于神经末梢，而是把局麻药注射于神经干（丛）旁，阻断神经的传导功能，达到手术无痛，常用的神经阻滞麻醉有臂丛麻醉和颈丛麻醉。

55. 什么是椎管内麻醉？

广义上讲椎管内麻醉也属于局部麻醉的范畴，但所能麻醉的范围更广，因其独特的解剖特点而单归一类。硬膜外麻醉和蛛网膜下腔麻醉（简称腰麻）都属于椎管内麻醉。椎管是椎骨和周围韧带围成的管状结构，内有脊髓，脊髓周围依次有软脊膜、蛛网膜和硬脊膜包裹，硬脊膜和蛛网膜毗邻比较紧密，在椎骨和周围韧带与硬脊膜之间的潜在性间隙称为硬膜外腔，在蛛网膜与软脑膜之间的潜在性间隙称为蛛网膜下腔。在后背的适当位置经椎骨间穿刺把局麻药注入硬膜外腔即硬膜外麻醉，把局麻药注入蛛网膜下腔即蛛网膜下腔麻醉。

56. 什么是局麻强化麻醉？

有些可以在局部麻醉下完成的手术，由于患者会感觉到紧张、恐惧，甚至不配合行为，需要在局部麻醉的同时辅助基础麻醉。基础麻醉就是静脉应用一些药

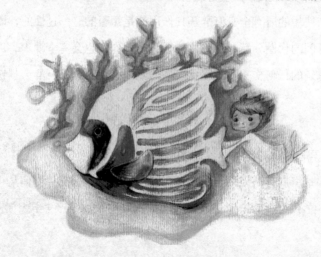

物使患者进入一类似睡眠但非麻醉的状态，患者保留自主呼吸，对手术过程无知晓。手术过程中要求麻醉医生连续监测患者的心电图、呼吸、血氧等重要生命体征，掌握好用药剂量和浓度，同时要准备好急救设备，及时发现和处理一切异常情况。

57. 通常所说的"全麻"或"半麻"指的是什么？

"全麻"即全身麻醉，手术中患者将完全失去知觉和痛觉，医生经静脉将麻醉药物注入患者的体内，在患者睡着后将气管插管插入，帮助患者呼吸，并吸入麻醉气体。"半麻"包括：硬膜外麻醉、腰麻（蛛网膜下腔麻醉和腰硬联合麻醉）。"半麻"下患者是清醒的，如果患者希望睡着，也可以给予镇静剂。

58. 什么是气管插管？会不会很难受？

全身麻醉后患者的自主呼吸消失，为确保患者呼吸道通畅，需要在患者的气管内置入一根气管导管与麻醉机相接行控制呼吸。气管导管通常从患者的口腔或鼻腔插入气管内，插管前麻醉医生会从静脉注射一些药物使患者意识消失、呼吸停止、肌肉松弛（临床上称为麻醉诱导），然后才行气管插管，所以患者对整个插管过程没有感觉，也不会感到难受。

59. 麻醉会有什么风险吗？

麻醉的风险性不仅与外科手术大小、种类、麻醉方法有关，而且还与患者术前的身体状况及内、外科疾病有关。实施麻醉后会影响患者生理状态的稳定性、手术创伤和失血可使患者生理功能处于应激状态、外科疾病以及并存的内科疾病会引起不同程度的病理生理改变，这些都能增加麻醉的风险。因此"只有小手术，没有小麻醉"。麻醉医生的工作就是使这些风险降到最低，手术前会完善一些必要的检查和准备，将患者的身体调整到最佳状态，手术过程中会利用先进的仪器随时监测患者的生命体征，以保证麻醉安全。如发现由于手术、麻醉或是患者原有的疾病产生威胁患者生命的问题时，会及时采取各种措施，维持患者生命功能的稳定。

60. 为什么麻醉医生术前要访视患者？

为减少麻醉手术后并发症，增加手术安全性，麻醉医生需要在手术麻醉前对患者的全身情况和重要器官生理功能作出充分的评估，评定患者接受麻醉和手术的耐受力，并采取相应的防治措施，选择适当的麻醉药物及方法，这都需要手术前对患者进行访视。麻醉医生在手术前需要了解的情况包括：①病史：患者是否有心脏病、高血压、糖尿病、气管炎、哮喘、青光眼等疾病？②过敏史：患者是否对药物（尤其是麻醉药）和食物过敏？过敏反应是否很严重？③手术及麻醉史：患者是否接受过手术和麻醉？有无不良反应等。④生活习惯：患者是否吸烟？每天吸几支烟？是否经常喝酒？睡眠好不好？等等。麻醉医生根据患者的不同情况制订相应的麻醉方案，同时向患者及家属解释有关的麻醉注意事项，回答患者提出的问题。签署麻醉知情同意书和决定术后镇痛方式也是在手术前访视时完成。总之，有效的手术前访视可以让麻醉医生对将要进行的麻醉做到心中有数，是患者麻醉安全的重要保证。

61. 手术前患者一直在服用的心血管药物（例如降压药、抗凝药、治疗心律失常的药）需要停用吗？

降压药及治疗心律失常的药物手术前不要停药，手术当天早晨也要继续服用，这样有利于手术中维持患者的循环稳定，降低手术风险。围术期抗凝药的应用有严格的要求，要咨询主管手术医生和麻醉医生。

62. 为什么要签署麻醉知情同意书？家属可以代签吗？

由于个体差异及合并疾病的不同，每个人对麻醉的耐受和反应都不一样，麻醉过程中可能会出现意外和并发症。任何麻醉都伴随着一定的风险，作为患者及家人，有必要也有权利充分了解麻醉存在的风险，这就是为什么手术患者都要进行麻醉前谈话并签字的原因。

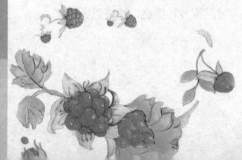

原则上只要患者有一定的认知能力，那么患者的意愿永远是第一位的，应该由患者本人签署术前麻醉知情同意书，这是患者的权利。但如果家属和患者本人有良好的沟通，家属能够代表患者的意愿，患者本人又签署了委托协议，委托给某位家属替患者做主，那么这位家属可以代签麻醉知情同意书。

63. 肿瘤患者通常采用什么麻醉方式？

肿瘤手术的麻醉方式有多种：吸入或静—吸复合全身麻醉、持续硬膜外麻醉、局部阻滞麻醉等。麻醉方式要结合肿瘤患者的具体情况及手术特点来选择，既要保证患者安全，还要满足手术中无痛、肌肉松弛、消除内脏牵拉反射等手术要求。目前，大部分结直肠肿瘤手术因为手术需要切除的范围大，对麻醉的要求较高，所以通常采用全身麻醉。也有一些小的手术会采用其他的麻醉方式。

64. 术前化疗对麻醉有影响吗？

使用化疗药后会对身体各脏器产生毒性作用，主要表现为心脏毒性（心功能不全、心律失常、心电图改变等）、骨髓抑制、重要脏器功能损害（肝、肾、肺等）、胃肠道反应、过敏反应等，化疗药也会与麻醉药物产生相互作用，增加麻醉和手术的风险。不过作为患者不用担心，麻醉医生会根据患者的身体状态和所用的化疗药物制订相应的麻醉方案，以确保患者术中安全平稳。

65. 松动的牙齿或假牙对麻醉有什么影响吗？

如果您有松动的牙齿或者假牙的话，麻醉医生在气管插管时可能会损伤到牙齿，导致牙齿脱落、牙龈出血，牙齿可能会掉入气管引起窒息。所以对于活动性的或能取下的假牙，术前要求全部取下，交家属保存。特别是前面的单颗假牙最好摘掉，后面的固定假牙没有关系，整口的假牙不用摘掉，戴着还可以保护牙龈，起支撑作用。明显活动的前门牙，在手术前应请口腔科医生处理。

66. 年龄不同对麻醉的反应有什么不同？

一般来讲，处于相同环境中年龄越大，麻醉与手术风险越大。与年轻患者相比，老年患者常合并有糖尿病、高血压、心血管疾病、脑血管病等全身性疾病，这些高危险因素会增加手术及麻醉的困难程度。对于老年患者，除非紧急手术，需要在手术前将患者的各项合并症尽可能控制在代偿良好的范围内，以降低麻醉风险。老年患者对于麻醉药的耐受程度、代谢排泄都要差于年轻患者，麻醉风险增加。但麻醉和手术的风险是由多种因素决定的，比如麻醉医生的经验、患者所就诊医院的综合实力等，所以手术风险应该结合环境因素综合判断，只要准备充分，给老年人做手术也可顺利完成。

67. 患者在被接入手术室前应做好哪些准备？

准备接受手术治疗的患者除按医嘱做好备皮、禁食、禁水等准备外，在被接入手术室前还需注意做好以下事项：①请将假牙摘下交给家属保管，以免术中脱落造成意外；请将手表、首饰发卡等摘下，以防止造成压疮及意外伤害；请勿将钱及贵重物品带入手术室，以防遗失。②有以下情况时请告知医护人员：发热或月经来潮，体内有金属植入物、起搏器，对某种药物及消毒液有过敏史。③不要涂口红和指甲油，以免影响医护人员观察病情；若纹过唇，须告知医护人员。④患者在被接入手术室前请排空大、小便；身穿住院患者服（不穿任何自己衣物）入手术室。

68. 结肠癌主要的手术方式有哪几种？

（1）右半结肠切除术：适用于盲肠、升结肠及结肠肝曲部的癌肿。切除范围：回肠末端 15~20cm、盲肠、升结肠及横结肠的右半，连同所属系膜及淋巴结。肝曲的癌肿尚需切除横结肠大部及胃网膜右动脉组的淋巴结。切除后做回、结肠端端吻合或端侧吻合。

（2）左半结肠切除术：适用于降结肠、结肠脾曲部癌肿。切除范围：横结肠左半、降结肠、部分或全部乙状结肠，连同所属系膜及淋巴结。切除后结肠与结肠或结肠与直肠端端吻合。

（3）横结肠切除术：适用于横结肠癌肿。切除范围：横结肠及其肝曲、脾曲。切除后做升、降结肠端端吻合。若吻合张力过大，可加做右半结肠切除，做回、结肠吻合。

（4）乙状结肠癌的根治切除：根据癌肿的具体部位，除切除乙状结肠外，或做降结肠切除或部分直肠切除。做结肠—结肠或结肠—直肠吻合。

（5）伴有肠梗阻患者的手术：术前做肠道准备后如肠内容物明显减少，患者情况允许，可做一期切除吻合，术中将采取保护措施，尽量减少污染。如肠道充盈，患者情况差，可先做肿瘤近侧的结肠造口术，待患者情况好转后再行二期根治性切除术。

（6）不能做根治术的手术：肿瘤局部浸润广泛，或与周围组织、脏器固定不能切除时，若肠管已梗阻或不久可能梗阻，可用肿瘤远侧与近侧的短路手术，也可做结肠造口术。如果有远处脏器转移而局部肿瘤尚允许切除时，可用局部姑息切除，以解除梗阻、慢性失血、感染中毒等症状。

（7）结肠癌局部切除术：对肿瘤直径 <2cm 的病变，病理为高级别上皮内瘤变，腺瘤恶变，病变近局限于黏膜层及黏膜下层者可采用结肠节段切除术。

（8）腹腔镜结肠癌手术：近年来伴随医疗技术及生物器械的进展，微创手术理念及技术的逐渐成熟，结肠癌应用腹腔镜操作已基本成熟。

69. 结肠癌在什么情况适合采用手术治疗？

（1）全身状态和各脏器功能可耐受手术。

（2）肿瘤局限于肠壁或侵犯周围脏器，但可以整块切除，区域淋巴结能完整清扫。

（3）已有远处转移，如肝转移、卵巢转移、肺转移等，但可全部切除，可酌情同期或分期切除转移灶。

（4）广泛侵袭或远处转移，但伴有梗阻、大出血、穿孔等症状应选择姑息性手术。

70. 结肠癌在什么情况不适合采用手术治疗？

（1）全身状态和各脏器功能不能麻醉和耐受手术。

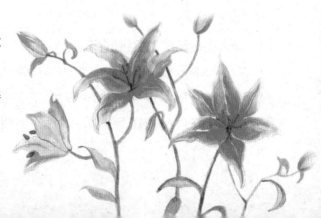

（2）广泛远处转移和外侵，无法完整切除，无梗阻、穿孔、大出血等严重并发症。

71. 直肠癌根治术的原则是什么？

直肠癌的根治切除是直肠癌最重要的治疗手段，是保证治疗效果的关键，所以进行规范、合理的手术治疗就显得非常重要。其根治手术应遵循以下原则：充分的原发灶切除，保证充足的切缘，特别要保证下切缘及环周切缘的阴性，切除合理的足够的周围正常组织；合理的淋巴结清扫范围；直肠全系膜切除（TME）；注意保留盆腔自主神经，尽可能保留器官结构的完整，保护脏器功能，改善生活质量。

72. 直肠癌外科治疗的术式有几种？

直肠癌的外科术式较多，大致可分为以下几种：经腹根治性前切除术，是保留肛门的直肠癌根治术；腹会阴联合切除术，经腹壁和会阴两个切口进行的直肠癌根治术，需永久性结肠腹壁造口；局部切除术，如经肛门局切、经骶局切、经阴道局切、内镜经肛门局切等；其他，如切除直肠肿瘤、远端直肠闭锁、近端结肠造瘘的 Hartmann 术及姑息性结肠造瘘术等。

73. 什么是腹会阴联合根治术？

就是对低位直肠癌和肛管癌采用的一种根治术，采用下腹壁及会阴部两个切口，手术范围包括：切除整个肛门、肛管直肠及其周围的肛提肌和脂肪组织，还要切除盆腔内的直肠、直肠系膜、及部分乙状结肠，腹壁行永久性乙状结肠造瘘。这种术式对手术创伤大，且需要切除肛门，行永久性结肠造口，所以需要严格把握手术适应证。

74. 什么是直肠癌的保留肛门手术？

保肛手术指所有不破坏肛门括约肌的解剖和功能的直肠癌手术，其目的是在不影响患者的远期生存，又不增加局部复发的前提下，保留肛门良好的排便和控便能力。包括各种入路的直肠癌局部切除术，经腹前切除术、拉出式直肠癌切除术、经腹经肛直肠切除术。由于在根治术的同时，保留了肛门，保证了较高的远期生存率，又改善了生活质量，所以保肛手术越来越受到医生和患者的欢迎，特别是由于吻合器的广泛应用,使越来越低位置的直肠癌接受保肛手术成为了可能。但手术的根治性永远是手术的第一追求，保肛手术不能无原则地盲目进行。

75. 什么是直肠癌全系膜切除术？

直肠癌全系膜切除术式是英国外科医生 Heald 于 1982 年最早提出并实施的。因为能明显降低局部复发率，提高远期生存率，目前已成为中低位直肠癌的标准术式。其原则是：手术在骶前间隙中锐性分离；保证盆筋膜脏层的完整；切除全部的直肠系膜或至少切除肿瘤远端 5cm 的直肠系膜；直肠远端切缘距肿瘤下缘 2cm。在经过选择的低位直肠癌病例中，只要能保证阴性切缘，直肠远切端缘 1cm 也是可以接受的。尽可能把清扫范围外的可疑淋巴结切除或活检，但不推荐扩大的淋巴结清扫术。

76. 哪些直肠癌适合经肛局部切除术？

（1）肿瘤距肛缘 8cm 之内。

（2）肿瘤侵犯黏膜层或黏膜下层。

（3）侵犯肠周径小于 30%。

（4）肿瘤小于 3cm。

（5）肿瘤活动，不固定。

（6）高—中分化。

（7）无血管淋巴管侵犯的证据。

（8）治疗前经充分的影像学检查无淋巴结肿大的证据。

（9）切缘大于肿瘤边缘 3mm，且保证切缘阴性。

77. 什么是直肠癌的经腹前切除术？

直肠癌的经腹前切除术是美国医生 Dixon 于 1948 年开始推广的直肠癌根治术，所以又叫 Dixon 术。是既根治了肿瘤，又保留了肛门，符合生理要求，是直肠癌切除术中保持排便功能效果最好的手术。一般适用于中高位直肠癌。经过严格选择的低位直肠癌也可行此术式，但必须保证手术的根治性。

78. 什么是 Hartmann 手术？

Hartmann 手术就是经腹切除直肠肿瘤，远端直肠闭锁，近端乙状结肠造瘘。其适应证为：年老体弱，一般状态差，不能耐受腹会阴联合切除术，或者不能保证吻合口顺利愈合；直肠癌局部晚期，广泛外侵，原发瘤可以姑息切除，但复发机会高；直肠癌梗阻或穿孔，急诊手术，不能耐受腹会阴联合切除术或吻合后发生吻合口瘘的概率高。

79. 哪些直肠癌适合经肛腔内微创手术？

直肠癌经肛腔内微创手术（TEM）是 1984 年开始应用于临床的一种术式，经肛门在内镜直视下行微创手术，要求行直肠壁全层切除。其适应证为：

（1）肿瘤距肛缘 10cm 之内。

（2）肿瘤侵犯黏膜层或黏膜下层。

（3）侵犯肠周径小于 30%。

（4）肿瘤小于 3cm。

（5）肿瘤活动，不固定。

（6）高—中分化。

（7）治疗前经充分的影像学检查无淋巴结肿大的证据。

（8）保证切缘阴性。

80. 什么是直肠癌的功能性根治术？

直肠癌的功能性根治术即在行直肠癌根治术的同时保留盆腔的自主神经，既保证了肿瘤的根治性，最大程度地延长生存期，又尽可能地保留了患者良好的性功能、性满意度和排尿功能，提高了生活质量。

81. 什么是腹腔镜结直肠癌手术？

结肠癌腹腔镜切除术是一种新型的微创切除技术，始于 20 世纪 80 年代末，发展到现在逐步完善、成熟。具体操作方法是：通过腹腔镜在显示屏上显示腹腔内的病变，并在它的指导下通过专用的套管置入各种操作系统，进行分离、止血、切除、吻合等操作。现有的前瞻性研究结果显示，腹腔镜结直肠手术已被证明是一个安全的手术，腹腔镜结直肠癌手术和开放的结直肠癌手术二者在淋巴结清扫、切口种植和术后生存率方面相近，说明腹腔镜手术适用于结直肠外科。目前，几乎所有的传统开放结直肠手术均可应用腹腔镜技术完成，主要包括右半结肠切除术、左半结肠切除术、乙状结肠切除术、全结肠切除术和直肠切除术（Miles 手术、Dixon 手术）等。

82. 腹腔镜结直肠手术有什么优势?

腹腔镜结直肠手术尽管在结直肠癌的应用上仍存在争议，但越来越多的证据表明其在肿瘤治疗的远期疗效上与开腹手术的效果是相似的，所以在临床上的广泛应用是未来的必然发展趋势。与传统的开腹手术比，具有以下优势：创伤小，腹壁切口小，外表美观；术后疼痛轻；伤口愈合快；胃肠道及全身恢复快；术后并发症发生率低；住院时间短。

83. 结直肠腹腔镜手术的适应证及禁忌证有哪些?

腹腔镜结直肠癌的手术适应证与开腹手术大致相同，适用于早期和进展期结直肠癌，包括：①根治性手术，适用于各段结直肠癌，总体而言横结肠、低位直肠癌难度较大，切除范围包括肿瘤所在肠襻、系膜及其区域淋巴结等；②姑息性手术，对晚期伴有广泛转移的结直肠癌，行腹腔镜肠造口、姑息性切除等。

腹腔镜结直肠癌的手术禁忌证包括：①结直肠癌梗阻或穿孔等急诊手术；②晚期肿瘤侵及邻近组织和器官，如子宫、膀胱、小肠和十二指肠等，或瘤体直径过大（直径超过7cm）、融合成团的淋巴结转移或伴有腹腔广泛转移等；③腹腔镜技术受限的情况，如过度肥胖、腹腔内广泛粘连、合并肠梗阻和妊娠等；④腹壁或腹腔内严重感染者；⑤可能导致难以控制的出血等情况，如门脉高压和凝血功能障碍等；⑥不能耐受长时间气腹的疾病，如严重的心肺疾病和脓毒性休克等。

84. 锁骨下静脉穿刺管有什么作用？适用于哪些患者？

锁骨下静脉穿刺管是中心静脉置管的一种，即通过穿刺的方法在锁骨下静脉处置入管路，用于静脉输液。锁骨下静脉穿刺管适用于以下患者：

（1）因长期不能进食或丢失大量体液需补充高热量、高营养液体及电解质的患者。

（2）需迅速输入大量液体，纠正血容量不足，升高血压者。

（3）进行长期化疗，输入刺激性较强的化疗药，外周静脉难以维持长时间输液者。

85. 术后疼痛对患者有什么影响？常用的术后镇痛方法有哪些？

术后疼痛可引起患者心率增快、血压升高等症状；患者还可因疼痛无法或不敢有力地咳嗽，可能会导致肺部并发症；疼痛导致的胃肠蠕动减少会使胃肠功能恢复延迟；疼痛造成的肌肉张力增加、肌肉痉挛、限制机体活动等会促使深静脉血栓的形成；疼痛还可导致失眠、焦虑、恐惧等情绪障碍。手术后疼痛控制不佳是发展为慢性疼痛的危险因素。

目前常用的术后镇痛方法是放置术后自控镇痛泵。术后自控镇痛泵给药途径有三种：①经过静脉途径：通道接在静脉内给予镇痛药；②经过硬膜外途径：通道接在硬膜外腔给药；③经过皮下或神经根途径：通道接在皮下或神经根给药。一般无需借助手控开关，自动开关给药即可满足患者需求。个别痛阈较低的患者可加用手控开关，根据疼痛的程度患者可自行按压手控开关增加镇痛药物的剂量。手术后自控镇痛泵更容易维持最低有效镇痛药浓度，且给药及时、迅速，基本解决了患者因为个体差异对于止痛药的需求，有利于患者在任何时刻、不同疼痛强度下获得最佳止痛效果。

86. 术后恶心、呕吐与麻醉有关吗？

麻醉当中应用的一些药物会导致术后恶心、呕吐，女性患者发生概率要高于男性。同时部分肿瘤患者术中会在病变部位（盆腔或腹腔内）预防性应用一些化疗药物，这也会导致术后的恶心、呕吐。预防性的应用止吐药物会减少其发生概率，也会改善恶心、呕吐的症状。

87. 术后第一天开始为什么要半卧位？

患者术后当天回到病房后应该给予平卧位。但当术后第一天，在生命体征平稳，呼之能应的情况下可给予半卧位，将床头逐步摇高到30°~45°。这样做可以使患者下部胸廓和膈肌活动度增大，肺活量增加10%~15%，有利于通气；还可以增加回心血量和心输出量，促进全身循环，提高血氧含量，改善全身缺氧情况。同时半卧位能减轻腹部切口张力，减轻疼痛，以改善呼吸。早期半卧位还有利于腹腔引流，预防膈下积液，降低机体的炎症反应。

88. 腹盆腔引流有什么作用？

腹腔引流管是患者行腹部手术时，根据手术需要，在腹腔内手术野的下方放置橡皮引流管，目的是将术中术野处的渗出液从腹腔内利用压力高向压力低处流的原理，将引流液引出，以减少渗出液毒素的吸收，防止腹盆腔脓肿，同时观察有无术后并发症的发生。在术后发生腹盆腔感染、吻合口瘘等情况下，腹腔引流管的作用至关重要。如能通过引流管充分引流，病情可能往较好的结果发展；但如引流不畅，则情况可能逐渐加重。因此，腹腔引流管应由医生根据病情判断后拔除。

89. 结直肠手术后患者身上带的引流管都该注意什么？

要注意引流管不能打折、牵拉，确保引流通畅。当患者可以下床活动时，可以把引流袋用别针别在病号服外，但要注意的是，引流袋的位置要低于引流管口，避免引流液反流造成感染。患者活动后回到病床，引流管要妥善固定，引流管的适宜长度以患者在床上能自由翻身活动不易拉出为标准。

90. 术后为什么会有不定期的腹胀、腹痛，过一段时间又消失了？

结直肠癌术后早期，患者胃肠道功能处于静止状态，没有蠕动，也没有排气或排便。通常最快2~3天，胃肠道开始蠕动，肠鸣音恢复，开始有排气、排便等。

但在胃肠道刚开始恢复活动时，蠕动较弱，也不协调。肠内的气体和液体在肠管内运动时，会引起部分肠管痉挛性收缩，这就是间断出现腹胀、腹痛感觉的原因。等肠道功能进一步恢复，每天有规律排气、排便后，这种感觉会逐渐减弱并消失。因此，术后胃肠功能恢复早期不定期出现腹胀、腹痛症状是完全正常的，会逐渐消失，不需要紧张。

91. 术后换药，医生为什么要按压切口？

腹部伤口在愈合过程中，可能会出现皮下脂肪液化或感染的情况，那么伤口局部会出现红肿、压痛明显或挤压后有液体渗出等情况。因此，换药过程中，医生会对伤口进行消毒，也会对伤口愈合的情况进行检查和确认。对怀疑有问题的伤口，医生进行按压检查是正常的，必要时甚至可能拆除部分缝线，以确认有无皮下积液或感染。

92. 患者手术后，需要家属做些什么？

为了减轻和消除手术给患者身心带来的创伤，使患者尽快恢复正常生活及工作，在护理过程中，往往需要患者家属、亲友的配合及参与才能获得更好的效果，在以下几个方面患者家属都能积极发挥作用：

（1）心理护理：积极安慰和鼓励患者，认真倾听患者的倾诉，并给予支持和理解。帮助患者分散注意力，使患者放松情绪，如帮助患者按摩、锻炼、听音乐等。保持环境的整洁舒适，并始终陪伴在患者身旁。对有疑虑的患者，家属可配合医生讲解治疗的重要性，助其疏导心理。

（2）手术切口的护理：保持局部的清洁和卫生，避免伤口感染，伤口拆线前尽量避免碰撞挤压。发现伤口有感染、化脓、流血等情况时，应及时与医护人员沟通。

（3）各种引流管的护理：注意引流管是否通畅，在患者翻身或下床活动时则应固定好引流管，防止其脱落。当发现引流量、色、质发生变化时及时告知医护人员。

（4）饮食护理：术后饮食应严格遵守医务人员的嘱咐。消化道术后等胃肠道功能恢复后，饮食初起应为流食、半流质饮食，如牛奶、稀饭、藕粉、红枣粥、肉汤等，继而是易吞食、易消化、营养丰富的软食，如面包、馄饨、面条等，配以肉、鱼、蛋、豆制品、蔬菜、水果等，对部分虚弱或胃肠功能不足的应采用少量多餐的方式。部分患者可根据需要给予要素饮食。

（5）早期活动：术后活动可以分床上活动和离床活动两种。床上活动主要是为患者翻身、拍背、按摩腿部或进行上下肢活动，为带有输液管或其他导管的患者翻身时，应注意保护好导管，以免扭曲、折叠、脱落；离床活动应在患者的病情稳定后进行，在护士或陪护家属的协助下，先让患者在床边坐几分钟，无头晕不适者，可扶着患者沿床缘走几步，患者情况良好时可进一步在室内慢慢走动，最后再酌情外出散步。

（6）保持口腔清洁卫生，预防并发症发生，刷牙或漱口是保持口腔清洁常用的方法。

93. 有什么方法可以预防下肢静脉血栓吗？

目前预防下肢静脉血栓的方法包括机械性预防和药物预防。机械性预防包括：按摩下肢，弹力袜，间歇性压力泵等，主要是通过促进下肢的血液循环来预防下肢静脉血栓；药物预防是指通过应用一些抗凝的药物来预防下肢静脉血栓，比如注射低分子肝素。医护人员会根据患者发生静脉血栓的可能性来决定采取哪些方法。

94. 怎么正确有效的穿弹力袜呢？

弹力袜，又称抗血栓梯度压力带，能有效预防术后下肢深静脉血栓。它的原理是从脚踝往上到大腿根部，有逐级递减的压力，利于下肢血液回流。正确穿着和保养弹力袜，才能有效发挥其抗血栓的功效。

（1）护士根据患者体型选择合适尺寸的袜子；弹力袜分两种长度，一种是腿长型，适合卧床的患者；一种是膝长型，适合能够下地活动的患者。手术后的患者，根据病情由腿长型逐渐过渡到膝长型。

（2）手术当天早晨，护士为患者穿好腿长型弹力袜，再送患者去手术室；或者手术后回病房，立即为患者穿上弹力袜。二者无差异。

（3）早上起床前，躺在床上穿袜子；如已起床，让患者重新卧床，抬高下肢 10 分钟，使静脉血排空再穿。保证穿好的弹力袜平整无皱褶。

（4）每天可以脱下弹力袜两次，建议早晚各一次，检查下肢皮肤情况；但每次脱袜时间不能超过 30 分钟，休息活动片刻后请再次穿上弹力袜。经常检查袜子有无皱褶、滑落，以避免影响效果，甚至增加发生血栓的危险。

95. 出院后还需要继续穿弹力袜吗？

需要，一般需要穿到术后三个月。如果护士给患者发了腿长型和膝长型两双弹力袜，那么，当患者每日下床活动时间大于 4 小时时，可由原来腿长型变为膝长型弹力袜。

96. 弹力袜如何保养？

弹力袜需保持清洁，应用温水、中性皂液手洗，不要用力过猛，避免损害特殊弹性纤维，请勿使用漂白剂、热水或洗衣机清洗、脱水，清洗后吊挂或平铺阴干，避免阳光暴晒损伤袜子。请勤剪手脚指甲，在干燥的季节要预防脚后跟皮肤皲裂，特别注意在穿或脱弹力袜时，避免刮伤弹力袜。此外还要经常检查鞋内是否平整，防止杂物造成弹力袜不必要的磨损。

97. 患者术后发热，如何降温？

通常当体温在 38.5℃以下时，可考虑采用冰袋冷敷、酒精擦浴等方法物理降温，无需使用退热药物。但如果体温高于 39℃，就会增加人的氧气量消耗，患者会出现头痛、烦躁，同时心率会明显加快，增加心脏负担，所以要积极采用药物与物理降温联合使用的方法，促使体温下降。

98. 术后患者什么时候可以开始进食？

手术后饮食的是否恰当关系到患者是否能够顺利恢复，手术后何时开始进食，采取何种饮食为宜，要根据患者具体情况而定。过早进食还有可能引起并发症，但进食过迟也是有害无益的。手术后进食时间是根据恢复情况而定的。

一般的消化道手术后进食要求为：如无胃肠切除、吻合或破裂修补，一般术后24~48小时禁食并保留胃管；第3~4日肠道功能恢复，肛门排气（即俗称"放屁"）后，可按医嘱开始进少量流质饮食，然后逐渐增加至全量流质饮食；第5~6日开始进半流质饮食。对有胃肠吻合或有破裂口修补者，为慎重起见，应该把上述进食次序推迟1~5日进行。对于造瘘的患者术后进食时间和种类可根据具体情况适当放宽。

99. 什么是清流食、流食、半流食和软食？

清流食：清流质饮食是一种限制较严格的流质饮食，包括水、米汤、稀藕粉、果汁、蛋花汤等。

流食：流质饮食是食物呈液体状态，包括有稠米汤、牛奶、菜汁、蒸蛋羹、酸奶、豆浆、清鸡汤、清肉汤等。

半流食：半流质饮食是一种半流质状态，纤维素含量少，容易咀嚼和消化，营养丰富的食物。有粥、面条、蒸鸡蛋、豆腐脑、碎菜叶、肉末、鸡丝、虾仁等。

软食：软质饮食是指那类质软，粗硬纤维含量少，容易咀嚼和消化的食物。包括软米饭、馒头、包子、面条和各种粥类。肉类应剁碎，菜应切细。蛋类可用炒、煮和蒸等方法。水果应去皮，香蕉、橘子、猕猴桃等均可食用。

100. 术后近期饮食注意事项有哪些？

手术过后的饮食非常重要，稍有不慎不仅会影响患者的康复，还可能带来更多的损害，因此，手术后保持营养的均衡是非常重要的，各种外科手术过程中一般都有出血或组织液渗出，因此很可能会造成贫血及低蛋白质症，同时，疼痛、创伤及手术中的刺激会导致营养物质消耗的增加。所以手术后通过饮食保持营养均衡是术后伤口愈合、体质恢复所必需的。

（1）保证饮食的多样性：手术后要多进食营养价值比较高、清淡而又容易消化吸收的食物，尤其是优质动物蛋白质；其次是补充微量元素，尤其是锌与钾。锌是化学反应中的媒介，在促进蛋白（尤其是胶原蛋白）的合成中起重要作用；再次是各种维生素及纤维素的补充，它们可以增加抗感染的能力，而维生素A、维生素C、维生素E还可以促进伤口愈合；要避免食用猪油、动物内脏、鳗鱼、少吃肥肉及含胆固醇较高的海鱼等，还要避免烟、酒及浓茶等。

（2）根据手术类型与患者病情选择食物：不同的手术类型在选择食物时也有不同的侧重点。消化系统手术后饮食宜清淡和细腻，这时考虑的是利于胃肠道的功能重建和恢复，一些蛋白粗纤维或植物粗纤维则应慎重摄入；术后一天内，不宜进食牛奶、豆浆等易胀气的食物。能正常进食时，应给予熟烂、嫩、软、少渣以及营养搭配合理的食物。切忌为让患者增进食欲而投其所好，进食辛辣、富含脂肪或煎炸的食物。

（3）根据术后时间选择食物：多数患者手术后 2~3 天开始恢复肛门排气，这表明肠道的功能开始恢复。早期进食和活动可增进肠道蠕动的恢复。如无特殊情况，排气后可进流质饮食（粥水、汤水等），饮食一般第一阶段开始以清流食为主，如米汤、藕粉、果汁、蛋花汤等；随病情稳定进入第二阶段，改为流食，如牛奶、豆浆等；第三阶段为半流质饮食，如粥、面条等；第四阶段为软饭或普通饮食。

101. 结直肠癌术后可以进食的种类有哪些？

（1）水分：温开水，拔除胃管后开始饮用，需主管医生允许后，总量控制在 <300 毫升。

（2）清流食：大米汤、果汁。

（3）流食：藕粉、芝麻糊、面条汤、蔬菜汤、肉汤、鱼汤、鸡汤、排骨汤、蜂蜜。

（4）半流食：烂面条、大米粥、肉松、蔬菜泥、肉泥（鱼肉、鸡肉、猪肉）、果泥、麦片粥、豆腐脑。

（5）软食：蔬菜（蒸、炖、熬）、肉类（蒸、炖、熬、煮）、豆腐、煮鸡蛋等。

102. 结直肠癌术后进食的原则是什么？

（1）少食多餐、多嚼、进食量逐渐增加，以进食后不呕吐、腹部不胀，排便通畅为标准。

（2）进食次数以 5~6 次为宜，除每日三餐外，每餐间加餐一次，进食宜七分饱为宜。

（3）应尽量多饮用水分及果汁，水必须煮开，水果去皮洗净，一定要保证卫生干净。

（4）忌食生、冷、硬、辣和过热食物。

（5）忌食粗粮：小米、豆饭、玉米粥、坚果等。

（6）少食煎、炒、烹、炸食品。

（7）手术后一个月可根据情况恢复正常普食。

103. 手术后患者为什么要进行早期活动？

早期活动可以增加患者的肺活量，促进呼吸和肺扩张，可减少肺炎、肺不张的发生；促进血液循环，防止下肢静脉血栓形成；避免因肢体肌肉不活动而导致的肌肉萎缩；促进胃肠蠕动和排气，减轻腹胀和便秘；促进膀胱功能恢复，避免排尿困难；活动还可以增进患者食欲，利于身体康复。

手术后当天，患者即可在床上进行深呼吸，四肢屈伸活动，及在他人协助下翻身，次日可在协助下床边扶坐，无不适可扶床站立，室内缓步行走。活动时要掌握循序渐进、劳逸结合的原则，逐渐增加活动范围和活动量。避免没有准备而突然站立。感觉头晕、心慌、出虚汗、极度倦怠时应及时休息，不可勉强活动。

104. 患者术后多长时间可以洗澡？

首先要看伤口的愈合情况，一般愈合良好，无红肿疼痛化脓等，拆线3~7天就可以洗澡了。洗澡时需注意水温适宜，不要用力揉搓伤口，伤口局部也不应浸泡时间过长，毕竟局部刚愈合伤口皮肤较薄，且长时间浸水容易引发感染，一般主张采用淋浴的方式，避免盆洗或泡澡。其次，要看患者身体恢复情况，毕竟洗澡需要患者能基本自理，体质弱的患者洗澡时需有人陪伴，且时间不宜过长。

105. 拔了导尿管后患者不能解小便，该怎么办？

绝大多数患者拔除导尿管后可自行解小便，但也有少数患者拔了导尿管后不能自解小便，引起这种现象的原因可能有患者不习惯于床上解小便、留置导尿管导致尿道黏膜炎性水肿、长期留置导尿管可以导致膀胱顺应性降低等，通常都是暂时性的，建议患者首先要放松，不要紧张，不要太急躁，也可以由家属搀扶患者下床试试，或用热毛巾热敷或手按摩下腹部、或有尿意时听流水声。如果是长期留置尿管的患者，在拔除导尿管前先进行膀胱训练，间断夹闭导尿管（每次夹半小时至二三个小时）至患者感觉想要排尿再放开，如此锻炼1~2天后再拔除导尿管。如果上述方法都不奏效，可以考虑重新留置导尿管，必要时做膀胱造瘘术，待排尿功能完全恢复后再拔除导尿管。

106. 患者带尿管出院需注意什么？

有些患者术后需要带尿管出院自行护理，患者及家属要注意：

（1）导尿管留置时，为避免感染及尿管阻塞，请务必充分摄取水分，每日至少2000ml，以增加排尿量；每日尿量至少维持在1500ml，以稀释尿液及产生自然冲洗力。

（2）集尿袋引流位置须在您的尿道口以下位置，以充分引流尿液，同时避免因尿液逆流造成的尿路感染，但勿放置于地上，可用别针固定于裤腿膝盖左右位置。

（3）导尿管与集尿袋接头应保持密闭，以防受污染。

（4）每日消毒会阴部、尿道口，解完大便后需注意清洁。

（5）导尿管和集尿袋管子不可扭曲或受压，以防阻塞，穿宽松透气的内衣，且不可拉扯，以防出血。

（6）尿量超过集尿袋一半时需要倒尿，并随时观察尿液颜色、量、浑浊度。

（7）如发现尿道口有发红、肿痛、分泌物增加等症状，及时到医院就诊。

（8）集尿袋与尿管的更换，需遵循医务人员指导。

107. 手术后一般几天拆线？

通常结直肠癌手术腹部切口拆线时间为术后8~12天，但如患者存在高龄、低蛋白血症、糖尿病等影响伤口愈合的因素，拆线时间可适当后延。如伤口愈合过程中发现伤口存在脂肪液化或感染，需通过换药方式促进伤口愈合，拆线时间也需后延。

108. 出现手术并发症后，该怎么办？

术后并发症的发生是手术后常见的现象，也是外科大夫在术后管理中一个重要的组成部分。对于常见的一些并发症，医生通常有比较丰富的处理经验，也有成熟的处理方案。因此，家属不需要过分恐惧，更不应怨天尤人，应该充分与医生进行沟通，积极配合按照既定的方案进行治疗。遇到一些少见的或者复杂的并发症，家属可协助医生组织相应的会诊。

当然，出现术后并发症后，患者病情的恢复会比预想的要缓慢，甚至有可能往不好的结局发展，因此要有相应的思想准备。同时，出现术后并发症后治疗的时间和费用也会增加，也需要做好相应的准备。

109. 为什么会出现术后吻合口瘘？出现了吻合口瘘后怎么办？

结直肠癌术后吻合口瘘常发生在术后1周左右。原因与吻合口张力过大、组织血供不足、组织愈合能力不佳、缝合技术不当等有关，在贫血、水肿、低蛋白血症的患者中更易出现，同时高龄、糖尿病、长期服用激素类药物病史等也被认为是吻合口瘘发生的相关因素。

出现吻合口瘘后，如患者出现高热、脉速、腹痛及弥漫性腹膜炎的表现，需立即手术进行结肠或回肠造瘘、盆腔引流；症状较轻无弥漫性腹膜炎时，可先行禁食、胃肠减压、充分引流、肠外营养、抗感染等综合治疗。如治疗措施得当，吻合口瘘通常可以愈合。需经结肠镜检查证实完全愈合后再行造瘘还纳术。

110. 术后出现进食后频繁呕吐的原因是什么？

（1）胃瘫综合征：患者多于术后数日内停止胃肠减压、进食流质或由流质饮食改为半流质饮食后出现上腹饱胀不适、恶心、呕吐及顽固性呃逆等症状，一般疼痛不明显，食后吐出大量胃内容物，可含有或不含有胆汁，吐后症状暂时缓解。胃瘫一旦发生，常持续数周甚至更长时间，目前尚缺乏有效治疗方法。采取非手术治疗一般均可治愈，采用促胃肠动力药物可能收到一定的疗效。

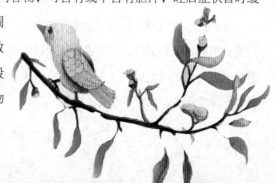

（2）术后肠梗阻：结直肠癌术后小肠及结肠肠管可能因术后粘连、组织水肿、炎症肿块压迫等原因形成梗阻。临床表现为上腹部饱胀，呕吐含胆汁的胃内容物。立位腹平片可以帮助明确梗阻部位。如果非手术治疗无效，应手术解除梗阻。

（3）吻合口梗阻：吻合口太小或是吻合时肠壁组织内翻过多而引起，也可因术后吻合口炎症水肿出现暂时性梗阻。如为前者原因，常需再次手术处理，如为后者原因，经胃肠减压等处理后吻合口水肿可消退，梗阻可缓解。

111. 结直肠手术出院后注意什么？

结直肠手术后要按医嘱用药，还要根据具体情况进行其他辅助治疗，如化疗、放疗、中药治疗等。更重要的是一定要定期复查，以便及早发现结直肠癌的复发或转移。保持愉快心情，制订合理食谱，适当体育锻炼。

112. 什么是肠造口？

由于疾病等原因，通过手术将消化管腔一部分翻转缝于腹部的一个新选开口处，用于排泄体内废物。常见有结肠造口、小肠造口。

结肠造口的直径为 2.5~3.5cm，高度为略高于皮肤 1.5cm 或皮肤平面；黏膜颜色为红色或粉色，类似正常人嘴唇的颜色，表面光滑湿润。

113. 肠造口后患者需要特殊饮食吗？

造口患者不需要吃特殊的食物，因为造口并不是一种疾病。由于每个人的体质和习惯不同，手术后初期内饮食应清淡、易消化。恢复期和康复阶段的饮食以合理营养为基础，以平衡膳食为原则。随个人喜好调整，可以选择和手术前相同的食物。

114. 各类肠造口有怎样的饮食特点呢？

小肠造口饮食特点：应增加水分的摄入，防止脱水。如米汤、果汁等；进食应充分咀嚼，以利消化；避免进食速度过快而吞入空气，或边进食边谈笑；避免暴饮暴食，应定时定量规律进食；避免一次进食大量高纤维食物。应注意补充维生素和微量元素。如新鲜水果、蔬菜。

结肠造口饮食特点：定时定量，规律餐次；食用适量的膳食纤维；饮用足量水分；避免高脂饮食；避免引起腹部不适或产臭味的食物。

泌尿造口饮食特点：每日饮水 2000~3000 毫升，稀释尿液，减少感染、结晶等；多吃新鲜水果和蔬菜，增加富含维生素 C 的食物，如橙汁；膳食均衡。

115. 容易引起肠造口不适的食物有哪些？

容易使胃肠胀气的食物：萝卜、豆类、牛奶、洋葱、啤酒及含碳酸盐的饮料、坚果等。

容易产生臭气的食物：葱、蒜、洋葱、萝卜、韭菜、八角等。可多饮新鲜果汁和脱脂酸奶。

容易发生腹泻的食物：咖喱、辣椒、牛奶、冷饮、酒类等。

容易造成造口堵塞的食物：芹菜、玉米、果皮、干果等。

116. 为什么要保护好造口周围皮肤？

肠造口术后的皮肤护理是患者面临的一个重要问题。因肠造口没有括约肌的约束会导致不规则的排便状态，以及造口用品的不正确使用，都会引发造口周围皮肤的损伤，给患者造成痛苦。因此，选择造口用品时过敏体质患者使用前应做过敏试验。根据造口类型选择产品，黏性较强的造口底盘在更换时应轻柔谨慎，一手按住周围皮肤，一手轻轻揭下底盘。底盘溶解近2/3应给予更换，更换宜早不宜迟。选择合适的造口用品、掌握正确的更换方法、时机是皮肤护理的关键。

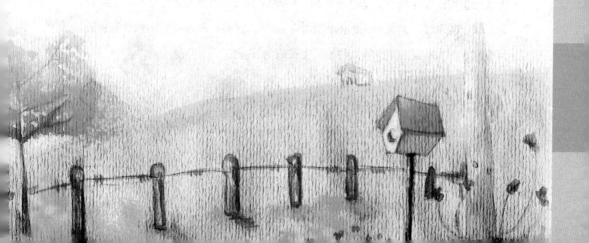

117. 肠造口术后可以洗澡吗?

肠造口患者腹部伤口愈合后就能享受沐浴的乐趣。如果患者使用的是一件式造口袋或是一次性造口袋,可以除去造口袋洗澡。如果是二件式造口袋,只需在底板与皮肤接触处贴一圈防水胶布,就可安心沐浴,浴后揭去胶布即可。沐浴时最好选用无香精的中性沐浴液,洗净后擦干,尤其是造口周围的皮肤,然后换上新的造口袋。只要方法正确,肠造口患者就能和正常人一样享受沐浴带来的舒适而不影响造口袋的使用。

118. 做肠造口手术后可以正常工作、旅游吗?

肠造口患者术后半年即可恢复原有工作,而且无需担心因造口而影响正常的工作,但须避免过重的体力劳动,注意劳逸结合,不要熬夜。坚持定期复查,一般 2 年内 3 个月复查一次,2~5 年每半年复查一次,发现异常及时就诊。

造口者在体力恢复后,同样可以外出旅游,领略大自然风光,外出旅游注意以下几点:造口袋放在随身行李中,随时更换;外出时带足量肠造口患者造口用品,无法清洗时可丢弃;旅途中注意饮食卫生,防止腹泻。

119. 结直肠癌会向哪些部位转移?

结直肠癌发展到一定阶段时癌细胞会脱离原发肿瘤病灶,迁移到身体的其他部位形成新的病灶,称为转移。转移是肿瘤发展的一个表现,意味疾病恶化。结直肠癌一般会按三个途径发生转移:①血行转移:肿瘤细胞沿肿瘤周围血管迁移到身体其他部位或器官,其中最常见的转移部位是肝脏,其次是肺,其他骨、脑等部位也可以发生转移。②淋巴转移:肿瘤细胞沿周围淋巴管迁移到其他部位,如肠壁、肠系膜、血管周围的淋巴结中。③种植转移:肿瘤细胞由病灶直接脱落到腹腔,在大网膜、腹膜等处种植、生长成为肿瘤结节。

120. 如何确定结直肠癌患者有无转移?

诊断结直肠癌患者有无转移(包括治疗前和治疗后)均需依靠影像诊断、病理检查等手段,简易、初步的检查通过腹部超声和胸片检查排查肝、肺、腹盆腔淋巴结有无转移情况，可以通过腹部、胸部CT、磁共振检查进一步有确认。核素骨扫描检查可排查有无骨转移。颅脑CT、磁共振检查排查有无脑转移。PET-CT检查可同时查看全身各部位有无转移的情况，在判断有无远处转移方面PET-CT检查具有优势，但因价格昂贵，一般不作为初步诊断的首选检查项目。影像学诊断确定的转移或不能明确排除的转移病灶有时还需细胞学检查和（或）病理学检查确诊，包括穿刺活检、手术切除或切取活检等。

121. 结直肠癌淋巴结转移是否已发展为晚期？

结直肠癌出现淋巴结转移确实是病变进展的表现，但淋巴结转移大都局限于区域淋巴结，淋巴结出现转移在病变分期上属于Ⅲ期，较血行转移至如肝、肺、脑等远处器官时的Ⅳ期（晚期）病变预后要好。

122. 常用什么检查方法发现结直肠癌肝转移？

无论是结直肠癌手术前检查或是手术后复查均应当检查肝脏，腹部超声检查简单、易行作为普查的首选手段，腹部CT能更清楚地明确转移灶的数目、部位，也是常用的检查方法。对于影像学征象不典型的转移灶，有时可考虑行穿刺病理检查明确诊断。

123. 结直肠癌患者肝转移是否还能行根治性手术？

结直肠癌肝转移患者如肠道的原发病灶可以根治性切除；无肝外不可切除的转移灶；肝转移灶技术上有切除可能；残余肝脏足以维持正常的肝脏功能时就可行根治性手术。

124. 什么是结直肠癌肝转移患者的姑息手术？

有时肝转移病灶虽不能切除，或除肝转移病灶外尚有其他远处部位的转移灶，手术无法切净达到根治手术，但肠道原发肿瘤有出血、梗阻等症状时，可考虑行仅切除肠道原发病灶或近端结肠造瘘的姑息手术，解除出血、梗阻症状以及减少肿瘤负荷，再进行其他综合治疗。

125. 可切除的结直肠癌肝转移患者是先接受手术还是先化疗?

可切除的结直肠癌肝转移如无明显的出血、梗阻等症状时,可考虑先行全身化疗,如肝转移病灶减小或减少后再考虑行根治手术;也可考虑先行手术再化疗;但如肠道原发肿瘤合并出血、梗阻等症状时,应考虑先行切除肠道原发病灶,或行同时切除肝转移灶的同期根治手术。

126. 对可切除的结直肠癌肝转移患者先手术再化疗和先化疗再手术各有什么优缺点?

先手术优点在于可及时解除局部症状,减少肿瘤负荷;另外患者身体条件佳,手术耐受性好;缺点在于如出现肠瘘、感染等并发症时可能延迟全身化疗的进行。先化疗后手术优点在于,化疗后可观察药物疗效,指导术后化疗方案的制订;缺点是如药物对肿瘤不敏感时,肿瘤有可能进展;化疗后患者手术耐受力降低,易出现手术并发症。

127. 如同时发现结直肠癌及肝转移病灶是同期切除还是分期切除?

如患者身体条件佳,可耐受同时切除肠道原发病灶和肝转移病灶,可行同期手术,减少住院时间和住院费用。但如身体条件差无法耐受同时切除肝脏和肠道,可考虑先切除肠道原发肿瘤,解除局部症状,减少肿瘤负荷,待术后修养身体后再行二次手术切除肝转移灶。

128. 除手术切除外,结直肠癌肝转移还有什么治疗方法?

除手术切除外,结直肠癌肝转移可在术前和(或)术后做全身化疗,此外对部分肝转移灶可考虑行射频、微波、冷冻、介入栓塞、γ射线等局部治疗。

129. 靶向治疗药物对结直肠癌肝转移的治疗与传统化疗相比效果更好吗?

靶向治疗药物对部分化疗不敏感病例仍然有效,与化疗药物同时使用也有提高生存率和延长生存时间的作用,但并非对所有病例有效,在使用前应行基因检测筛选适宜的病例,另外价钱昂贵也制约了其广泛使用。

（二）内镜治疗

130. 早期结直肠癌患者可否做内镜下微创手术?

应用内镜下微创技术治疗早期结直肠病变，不仅能获得与传统外科手术同样的治疗效果，而且操作简单、安全、风险小，能够明显提高患者术后生活质量，代表了早期结直肠癌的诊治方向。局限于黏膜层的恶性上皮内瘤变称为高级别上皮内瘤变，一般无淋巴结转移；但累及黏膜下层的早期结直肠癌 5%~10% 有局部淋巴结转移，因此内镜下微创治疗前应该综合评价（包括患者一般状况，术前活检病理、腹部 CT、EUS 等相关检查），术后应根据切除标本的术后病理，严格制定下一步追加治疗或随访方案。

131. 内镜下对早期结直肠癌或癌前病变患者的治疗方法有哪些?

主要包括内镜下息肉切除术、内镜下黏膜切除术（EMR），内镜黏膜下剥离术（ESD）。

内镜下黏膜切除术（EMR）和内镜黏膜下剥离术（ESD）是内镜治疗的新技术，在国内有经验的内镜中心已经广泛开展。一般 EMR 的应用比较普遍，该技术并发症少，较为安全，较大的结直肠息肉均可采用 EMR 切除。而 ESD 是一项更新的技术，虽然 ESD 发生出血或穿孔等并发症的风险高于 EMR，但 ESD 可以获得更深的黏膜下切除距离，更适合应用于怀疑有黏膜下浸润的早期结直肠癌的内镜下治疗。

132. 内镜下治疗后患者该如何复查?

达到病理学治愈标准的进入随访。未达到治愈标准的补充放化疗或外科手术治疗。术后第一年3个月、6个月、12个月定期行全结肠检查，无残留或复发者以后每年一次连续随访。有癌变患者每次复查时同时监测癌胚抗原（CEA），胸片、腹、盆腔CT及腹部B超的检查。

（三）放射治疗

133. 什么是放射治疗？

简单来说，放射治疗就是利用放射线能杀死肿瘤细胞的基本原理来治疗肿瘤。目前，用来治疗肿瘤的放射线主要有高能量的X射线、高能量的电子射线（β射线）以及最常用来做近距离治疗的伽马射线（γ射线）。这些射线进入到肿瘤内通过损伤肿瘤细胞核内的DNA，导致肿瘤细胞死亡，从而达到治疗肿瘤的目的。放射治疗是恶性肿瘤治疗中最主要的治疗手段之一，75%的肿瘤患者在不同阶段可能都需要放射治疗，因而是一种非常重要的治疗手段，同时也是运用很广的治疗方法。

特点：对幼稚和生长旺盛的肿瘤细胞作用很大。

缺点：放射线破坏和杀死肿瘤细胞的同时，对周围正常组织细胞也有破坏作用。

134. 放疗可取代手术治疗吗？

放疗和手术同属局部治疗方法，也是治疗局限性肿瘤最有效的手段。但由于肿瘤的病因极其复杂，每种肿瘤的生物学特点也不尽相同，各种治疗方法的疗效也有差别，有些肿瘤应以外科手术治疗为主，有些肿瘤应以放射治疗为主，有些肿瘤则需以化疗为主。每位患者在被确诊时肿瘤的病理类型、分化程度千差万别，肿瘤的早、中、晚期也各不相同，所以，在决定治疗方案时需要综合考虑每位肿瘤患者的特点，分别采取不同的治疗方法，以求达到最佳的疗效。此外，患者的全身状况、治疗意愿等对治疗方案的选择也有重要作用。因此，放疗取代手术的说法并不恰当。

135. 调强放射治疗有哪些优点？

调强放射治疗的好处体现在两个方面：①使得肿瘤受到的照射剂量能够尽可能满足能够控制肿瘤的要求；②能够降低对正常组织的照射剂量，正常组织损伤减轻，有利于提高患者生活质量。不同的肿瘤从调强放射治疗中获益的程度并不相同，以上这两方面的权重也不一样，有时候会考虑让肿瘤接受的放射剂量多一些，有时候会考虑降低接受的放射剂量保护正常组织的价值更为重要一些，医生们会从患者的需求及肿瘤的具体状况出发综合考虑，目的就是使患者得到最好的疗效和最小的正常组织损伤。

136. 什么是三维适形放射治疗技术？

所谓三维，就是通过 CT 模拟机扫描所需要治疗的部位，将获得的 CT 图像传输到治疗计划系统，在治疗计划系统中的 CT 图像上，将肿瘤和需要保护的正常组织一层一层的勾画出来，在同一层 CT 图像上，我们需要勾画所有的肿瘤组织和正常组织（这一过程通常被称作画靶区），对一个头颈部肿瘤来说，需要勾画的层面有上百层，每一层上又有好多种不同的结构需要勾画，需要医生花大量的时间才能完成。完成靶区勾画后，需要物理师重建图像，也就是利用计算机技术，把需要治疗的部位建成一个虚拟的人体图像，在这个图像上，可以从各个方向上观察肿瘤与正常组织的关系，有了空间的概念，所以我们称其为三维放疗技术。这个称呼还差了"适形"两个字，也就是说还需要做"适形"的工作，这就需要比二维放射治疗技术先进的加速器了。这种加速器控制 X 射线的设备由铅门准直器变成了多叶光栅，也就是说，加速器产生的射野形状使原来的只能是长方形或正方形变成了不规则的形状，这样就可以在三维方向上与本来就是不规则的肿瘤（照射范围）形状相匹配了，再通过计算机计划系统算出各个照射野需要的照射时间和照射剂量。因此，这种技术被称为三维适形放射治疗技术。由此看出，三维适形技术比二维技术复杂、先进，其对定位设备、加速器、放疗从业人员、治疗计划系统的要求大为提高。同时三维放射治疗技术由于适形度增加，使肿瘤能够获得所需的控制剂量，治疗肿瘤的疗效得以提高，对正常组织的保护也优于常规放射治疗技术。

与常规放射治疗技术相比，三维适形放射治疗技术是放射治疗的一大进步，但仍有一些缺陷。主要体现在以下几个方面。①我们通常把需要照射的范围划分为三个区域：肿瘤区域、肿瘤周围邻近区域和可能出现转移的区域。对这三个区域而言，需要照射的剂量是不一样的，三维适形放射治疗技术不能在同时给予这三个区域不同剂量，所以需要分三个阶段来完成，而后一个阶段均会对前一个阶段产生影响，这种影响对肿瘤治疗和正常组织保护都是存在的。②三维放射治疗技术的照射野方向的确定，只能由物理师和医生根据肿瘤和正常组织的相对关系以及治疗经验来确定，选择的照射方向可能不是最理想的。

137. 癌症患者手术后最好多长时间开始放疗？

癌症患者手术后需要进行放疗的最佳时机一般在术后 4~6 周，一般不宜超过 8 周。由于放射治疗前需要了解手术后的情况，需要复查，一般需要 1 周左右的时间，住院或者门诊收治后，放射治疗准备还需要 1~2 周（不同疾病需要的时间不一样）。因此，术后恢复快的患者，在术后 2~3 周应该到放疗科就诊，安排治疗相关事宜，以免耽误治疗。有些患者由于术后出现一些并发症，或者恢复较慢，耽误时间会长一些。如果耽误的时间太长，可能会对术后进行放疗的疗效产生影响。

138. 放疗的不良反应有哪些？

放疗直接引起的不良反应一般发生于放疗范围内，放疗期间使用同步化疗会稍微加重不良反应，同时也会出现化疗药物相关的不良反应（除放射范围以外的其他反应）。无论是急性还是慢性反应，均应在患者可以接受的范围内。因此，患者初步了解下述治疗反应后，有助于及时与主管大夫沟通、及早发现和治疗，最大程度减轻或避免放疗反应，使治疗顺利进行。另外，下述反应绝大多数是一过性的、暂时的，只出现一种或几种，随着治疗结束后的时间延长，反应会逐步减轻或消失，个别患者会出现症状反复或较为严重的相关反应。

（1）放射范围内的皮肤：①急性反应：可出现皮肤瘙痒、色素加深，滤泡样红斑、脱皮、水肿等表现。瘙痒可用 3% 薄荷淀粉外敷。局部可外涂清地油、有破损者可使用生长因子促进其愈合，或遵医嘱进行处理。②晚期反应：局部皮肤萎缩、皮下组织僵硬等。

（2）消化系统：放射性肠炎、直肠炎：①急性反应：腹痛、腹泻、黏液分泌增多，血性分泌物等，若病变位置低，照射野距离肛门近，还可出现肛门坠胀不适。可在医生指导下止痛、止泻治疗，温水坐浴改善局部血液循环促进黏膜恢复，严重者暂停放化疗。②晚期反应：腹泻、大便次数增多、便失禁、便血、大便变细、肠道梗阻、穿孔等。

慢性腹泻或便失禁者可考虑止泻药、硬化大便、调节饮食及成人尿布等，严重出血、肠梗阻或穿孔者外科就诊。

（3）骨髓系统：出现骨髓抑制，包括白细胞、红细胞、血小板低下等，放疗期间仍需保证营养供给，维持体重稳定，若骨髓抑制，遵医嘱升白细胞等治疗。白细胞低者，注意预防感染。

（4）泌尿生殖系统

泌尿：排尿不适，疼痛、尿急、尿痛甚至血尿（非常少见）等，治疗期间建议多饮水，症状持续者泌尿外科咨询。

生殖：绝经前女性盆腔放疗后可出现激素紊乱甚至提早绝经并出现相应的症状。放疗也可以影响患者的生育功能，有生育要求者建议疗前详细咨询放疗科医生评估风险、计划生育门诊咨询。

如果治疗后，出现性功能障碍、性交痛、阴道干燥、尿频、尿急、尿失禁等的筛查，症状持续者可到泌尿科或妇科治疗。

139. 放疗的疗程有多长？

目前我国直肠癌多采用常规分割模式，45～50Gy/1.8～2.0Gy/25f，该表达式的意义为：放疗总量为45~50Gy（Gy，中文为戈瑞，为放疗的计量单位），单次剂量为1.8~2.0Gy，放疗分25次完成，周一至周五每日放疗1次，所以，自放疗日开始及结束，需治疗5周。

140. 放疗的不良反应可以预防和减轻吗？

放疗的不良反应分为早反应（急性反应）和晚期并发症，与照射的部位、剂量的大小、照射范围以及是否联合同期化疗有密切关系。

放疗不良反应与手术后会在皮肤上留下瘢痕、接受化疗时会有相应的不良反应一样非常常见，是机体对外部刺激的一种正常反应，并不奇怪，不必紧张，也并不那么可怕。放疗科医生在给患者治疗时，除了追求最佳的控制肿瘤效果外，同时也会特别关注降低放疗不良反应、提高患者的生活质量。通常会采取先进的放射治疗技术，准确设定治疗范围，对正常组织加以很好的保护，使不良反应发生的概率和严重程度降至最低。在治疗过程中，也会给予相应的处理和支持治疗，减轻放疗的不良反应。以期保证绝大多数患者能够顺利完成放射治疗。

141. 放射治疗对患者的着装有什么要求吗？

为了减少对照射区域皮肤的摩擦和刺激，建议在放疗期间穿柔软宽松、吸湿性强的纯棉类内衣；避免穿粗糙及化纤类衣物。

142. 放疗中营养支持为什么特别重要？放疗中什么食物不能吃？

放射治疗时间长，照射的组织多，腹部肿瘤放疗时会出现腹泻等症状，同时，放射治疗的全身反应还有食欲下降，这些情况会使患者吃不下饭，或者营养吸收不好，会导致营养不够。营养不够的危害非常大，主要有几个原因：①由于进食减少，营养不够，身体合成红细胞、血红蛋白的原料减少，会出现贫血；贫血会引起血液运送氧气的能力下降，肿瘤会因此而缺氧，而缺氧的肿瘤细胞对放射线非常抗拒，影响疗效。②由于营养不够，身体抵抗力下降，易患感染、感冒等，会出现发热甚至高热，需要中断放疗，影响疗效。③身体抵抗力和免疫力下降后，抵御肿瘤细胞侵袭的能力下降，容易出现远处转移，总体治疗效果下降。④由于营养不良，会出现体重下降，体重下降后，肿瘤与周围健康的组织的相对关系会发生改变，会导致肿瘤和正常组织的放疗剂量与事先计划的剂量不一致，使肿瘤控制率下降或正常组织损伤加重。因此，接受放射治疗的患者在治疗过程中以及治疗后一段时间（急性反应恢复期）的营养支持非常重要，患者一定要克服困难，尽可能保持体重不下降。

放疗过程中，对食物的种类没有特殊要求，以高蛋白、易消化和易吸收的食物为主，一般忌食辛辣食物，食物要求软，不宜吃带骨和坚硬食物，以免损伤口腔或食管黏膜，加重放疗反应等。

143. 放疗期间如何保护患者的皮肤?

放疗期间可通过以下几方面保护好照射野皮肤:①要保持照射野皮肤清洁、干燥,减少物理及化学性的刺激;可用清水温和的清洗;不要用碱性肥皂,更不能按摩和用力揉搓;避免使用酒精、碘酒、胶布及化妆品;避免冷、热敷的刺激。②充分暴露照射部位的皮肤,不要覆盖或包扎,如出现瘙痒不要抓挠,避免人为因素加重反应程度,医生会根据具体情况指导您用药。③当皮肤出现脱皮或结痂时,请不要撕剥;剃毛发时,使用电动剃须刀,避免造成局部损伤。

144. 放疗还没有结束为什么要进行中期疗效评价?

肿瘤放射治疗的疗效与几类因素有关系,第一类是肿瘤本身的因素,比如肿瘤病程的早晚、肿瘤生长方式、破坏了哪些结构。与重要的组织(如脑干、脊髓、眼睛、视神经)等的关系,肿瘤对放射治疗和化学治疗的敏感性等。第二类是患者因素,比如患者的身体强壮与否、年龄、有没有合并症、能不能耐受放射治疗。第三类就是治疗相关因素,比如治疗的位置准确与否、剂量是否足够,另外就是放射治疗是否有调整的可能。

怎样判断肿瘤对放射治疗抗拒或是敏感,现在还没有绝对准确的办法在治疗前就测定出肿瘤对放射是否敏感,有些方法可以提供些参考。肿瘤治疗了一段时间,根据肿瘤缩小的情况可以帮助我们判断是否敏感,为了保证调整及时可行,中期复查就显得非常重要了,在放射治疗4~5周时进行中期检查,能够帮助我们确定是否需要调整单次剂量,甚至能够帮助我们提前判断治疗结束时是否有可能有肿瘤残存,是否需要增加照射剂量。

还有一种情况,肿瘤在治疗前非常大,而且对放射治疗比较敏感,我们从每周一次的体格检查中能够初步看出来,这种情况更有必要进行中期疗效评价,甚至更早些时候的疗效评价。根据具体情况做适当调整,可以帮助我们更加准确的照射肿瘤,更好的保护正常组织,使患者得到更好的疗效和高品质的生活质量。

145. 什么是术前放疗或术前同期放化疗?

有一部分肿瘤体积较大（通常叫局部晚期），有些肿瘤的生长部位影响实施手术，尽管能够手术切下来，但往往会出现手术切缘离肿瘤的安全距离不够，或者是组织缺损非常大，严重影响患者的美容/外观/及重要功能如说话/吞咽食物/看东西等。对于这些情况，肿瘤综合治疗组会提出讨论，利用放射治疗能够使肿瘤缩小甚至根治肿瘤的作用，先行放射治疗，达到缩小肿瘤，提高手术切除率。放射治疗能够降低肿瘤细胞活性，减少手术中肿瘤细胞种植的概率，提高生存率，提高器官功能保全概率的效果。

146. 放疗期间可以联合靶向药物吗?

分子靶向治疗药物治疗肿瘤具有非常强的特异性，它可以针对肿瘤细胞发生、发展生长过程中的特定分子靶点对肿瘤细胞起杀伤或抑制作用。但由于调控肿瘤细胞生长和肿瘤细胞特征的位点特别多，是一个网络，大部分分子靶向治疗药物单用的时候，其治疗肿瘤的有效率只有15%~30%。目前，大部分临床研究证明，分子靶向治疗药物与放射治疗和/或化疗联用能起到较好的效果。因此，放疗期间可以联合使用有效的分子靶向治疗药物。

147. 高血压、糖尿病等对放疗有影响吗?

高血压，糖尿病是目前常见疾病，很多患者诊断为肿瘤时也合并有这些疾病。如果不严重，服药能够控制，不会影响放疗的进行。因此，合并有这些疾病时，也不要太紧张，控制好后可以接受放射治疗，但一定要控制在正常水平。

糖尿病患者对放疗的反应会加重一些，黏膜溃疡发生的概率和严重程度会大一些，损伤愈合所需的时间也要长一些。因此，血糖的控制非常重要。

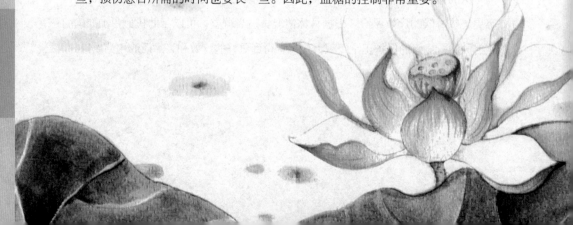

148. 若放疗前植入了营养管影响放疗疗效吗?

通常情况下，植入的营养管对放疗的疗效没有影响，而且，由于植入了营养管，营养供应得到了保证，患者身体情况会改善，抵抗力会增强，有提高疗效的作用。

149. 放疗期间不想吃饭怎么办?

放疗的全身反应中会出现食欲下降，也就是说不想吃饭，严重时见到饭菜就想吐（这种情况少见）。还有些患者放疗过程中需要接受化疗，这会加重全身反应，食欲下降的也不少见。这种情况下，第一，要从思想上战胜自己，树立克服困难的信心。第二，医生会给予一些改善食欲、减轻放疗／化疗副作用的药物。第三，经常变化食物的种类和口味，从感官上增加食欲。

150. 放疗期间白细胞减少怎么办? 需要停止放疗吗?

放疗期间白细胞下降的情况比较常见，但多数患者白细胞下降的程度都比较轻微，而且下降过程也比较缓慢，对治疗的影响较小。还有些患者在放疗前或者放疗期间同时接受化疗，这种情况下对血象影响作用较大，有时会出现Ⅲ～Ⅳ度的骨髓抑制，白细胞减可能会减少到一个比较低的水平。这种情况下，医生会给予药物治疗，患者也要加强营养供给，尽快恢复白细胞／血小板的水平，纠正贫血等。

如果血液学毒性达到Ⅳ级，应该停止放疗，尽快恢复，同时避免感染。

151. 放疗期间需要使用治疗辐射损伤的药物吗?

目前，治疗辐射损伤的药物较少，有些药物会具有减轻放疗损伤的作用，可以考虑适当使用。但由于不同疾病照射部位不一样，损伤的类型和机制也有差别，需要具体疾病具体分析，需要咨询医生。

152. 放疗期间患者能洗澡吗?

可以洗澡，使用比较温和的沐浴液，并注意保护好医生在患者皮肤上画的标记，标记线会随着时间的推移会变淡，尤其在夏天，更容易变得不清楚，在洗澡前，先看看标记线是否清楚，如果不清楚了，先找医生重新画一下再洗澡。洗澡时动作要轻柔，不要抠和搓擦放疗区域的皮肤，水温不宜过高。

153. 放疗后什么时候复查？复查时需要查哪些项目？

肿瘤患者接受治疗后对复查有些具体的要求，一般放疗后 1 个月复查，观察肿瘤消退情况和正常组织恢复情况，以后 2 年内每 3 个月复查一次，2 年以后每半年复查一次，5 年以后每 1 年复查一次。有症状复发或异常情况出现时，应及时到医院进行复查。

复查的项目与治疗时的检查项目基本一致，有特殊提示时，会给予一些特殊的检查。

154. 放疗结束后一段时间内需要继续使用放疗辐射损伤保护的药物吗？

如果放疗反应比较重，可以考虑继续使用一段时间的放疗辐射损伤保护药物，患者皮肤、皮下组织出现纤维化者，可考虑使用 γ - 干扰素较长一段时间。

155. 肿瘤患者在放疗后的日常生活中需要注意什么？

肿瘤患者接受治疗后的日常生活中应注意：①保持良好的心态和积极的生活态度，相信自己能够康复和彻底战胜肿瘤。②保持良好的生活习惯，正常作息，不过度疲劳。③坚持适当锻炼，强度以不感到累为原则。④定期到医院进行复查。

156. 接受放疗期间的患者能和亲人接触吗？

肿瘤不是传染病，不会传染给周边的人。体外照射的放射线以及后装放疗的放射线也不在患者体内存留，也不会发生辐射污染。接受放疗的患者可以和亲人接触，而且，和亲人在一起，会让患者感受到亲情，充满温暖，增加战胜疾病的信心。

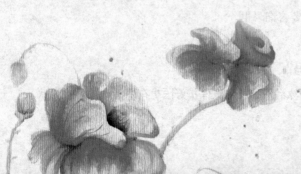

157. 放疗和核辐射有关系吗?

放射治疗的射线和核辐射完全是两码事,首先它的辐射源与核电站或原子弹的不一样。其次,医疗上的放射线和放射源都是可控的,它的储存、应用都有严格的管理制度保证安全,不会对患者、操作人员以及公众产生类似核辐射的危险。此外,目前大多数肿瘤治疗中心应用的放射治疗外照射机器都是直线加速器,只有在接通电源的情况下才产生射线,而且这些射线受到非常好的控制,操作人员、公众都是非常安全的。当然,在需要接触这些射线时,操作人员会告诉患者防护方面的知识。所以,不必对放射治疗感到紧张和害怕。

158. 什么是放疗增敏剂?

决定肿瘤放射治疗疗效的因素非常多,其中,很重要的一点是肿瘤对放射治疗的固有敏感性,也就是说肿瘤本身对放射线敏感还是抗拒。尽管肿瘤放射敏感性与肿瘤可治愈性不是完全相等的一回事,通常来讲,放射敏感性差的肿瘤局部控制率差,局部控制不好,肿瘤转移的机会也增加,总体疗效会下降。

放射治疗医生和放射生物学家一直在努力研究解决如何预测、增加肿瘤的放射敏感性,目前临床上常用的有甘氨双唑钠。放疗增敏剂联合放疗能够增加肿瘤放射敏感性,提高肿瘤局部控制率。临床上还有应用化疗药物来增加肿瘤放射敏感性,但化疗药物不是真正意义上的放疗增敏剂。

159. 什么是热疗?什么情况下需要做热疗?

简单地说,热疗就是通过各种加热技术和方法,使肿瘤组织温度升高到一定程度,达到杀死肿瘤细胞的目的。现在局部热疗的方法主要是微波热疗仪。

热疗有局部热疗、区域热疗以及全身热疗。热疗主要的作用是利用热能使肿瘤细胞的蛋白质变性,肿瘤细胞丧失功能而死亡,同时,研究还表明,肿瘤内乏氧细胞对热疗比较敏感,而对放疗比较抗拒,放疗联合热疗可以提高乏氧细胞的杀死率。热疗通常需要和其他治疗如放疗和／或化疗联合应用,才能较好的提高疗效。腹部肿瘤尤其是有腹膜转移、种植的患者,可以采用腹腔热灌注加化疗的方法;对于深部软组织肿瘤,可以采用深部热疗仪配合放化疗进行。

160. 皮肤破了还能做热疗吗?

热疗的实现需要通过热疗的加热装置与皮肤接触,才能传导热量到肿瘤组织。皮肤破损后,局部的对温度敏感性会变差,感受不好加热温度的高低,容易造成局部皮肤和软组织出现损伤。因此,皮肤破了一般不宜做热疗。

161. 热疗和放疗怎么配合?

单纯用热疗治疗肿瘤的疗效比较差,热疗需要和放疗或者化疗联合应用,以期获得最好的疗效。热疗在放疗前、后做都行,一般热疗和放疗间隔要求小于1小时。由于肿瘤细胞对加热有耐受能力,在接受一次热疗后的一段时间内,再次做热疗会没有疗效或者疗效明显下降,为了去除肿瘤细胞热耐受对治疗疗效的影响,两次热疗间的间隔时间需要在48小时以上。因此,热疗一般每周2次,周一和周四,或者周二和周五,与放疗或化疗配合使用。

(四)内科治疗

162. 什么是化疗?

化疗是化学药物治疗的简称,是指用化学合成药物治疗肿瘤及某些自身免疫性疾病的主要方法之一。化疗是一种"以毒攻毒"的全身治疗方法。这类药物主要基于肿瘤细胞较正常细胞增殖更快的特点,通过直接破坏肿瘤细胞的结构或阻断细胞增殖过程中所需的物质来达到杀伤肿瘤细胞的目的。因此,化疗对正常细胞和机体免疫功能等都有一定程度的损伤,可导致机体出现不良反应。

163. 什么是新辅助化疗?

新辅助化疗是指在实施局部治疗方法(如手术或放疗)前所做的全身化疗,目的是使肿瘤缩小、及早杀灭看不见的转移细胞,以利于后续的手术、放疗等治疗。对于早期肿瘤患者通常可以通过局部治疗方法治愈,通常并不需要做新辅助化疗。而对于晚期肿瘤患者由于失去了根治肿瘤的机会,通常也不采用新辅助化疗的方法。新辅助化疗通常是用于某些中期肿瘤患者,希望通过先做化疗使肿瘤缩小,再通过手术或放疗等治疗方法治愈肿瘤。但新辅助化疗也有风险,有些患者接受新辅助化疗的效果不好,使病变增大或患者体质下降,也可能失去根治肿瘤的机会。

164. 新辅助化疗后患者什么时候可以接受手术治疗?

对接受新辅助化疗后的患者需要进行影像学的一系列检查,以重新评估能不能进行手术治疗。如果外科医生认为有手术可能性,需待患者血象恢复正常后接受手术治疗,通常是在新辅助化疗结束后的第 3~4 周。如果是采用贝伐珠单抗治疗,通常是需要在停止治疗后至少 6 周才能进行手术治疗,如果用索拉非尼或舒尼替尼治疗,一般停药 1~2 周后就可以考虑手术治疗,其目的是减少术中出血,避免患者术后伤口不愈合。

165. 什么是术后辅助化疗?

有些肿瘤患者即使接受了根治性切除手术,甚至是扩大切除手术,术后仍有可能会出现肿瘤复发或转移。目前研究认为,这部分患者在原发肿瘤未治疗前就已有肿瘤细胞播散于全身,其中大多数肿瘤细胞被机体免疫系统所消灭,但仍有少数肿瘤细胞残留于体内,在一定条件下会重新生长,成为复发根源。因此,在手术或放疗消除局部病灶后,若配合全身化疗,就有可能消灭体内残存的肿瘤细胞。这种在根治性手术后进行的化疗叫辅助化疗。目的是杀灭看不见的微转移病灶,减少复发或转移,提高治愈率,延长生存期。是否需要进行辅助化疗主要根据原发肿瘤的大小和淋巴结是否转移,以及是否存在复发或转移的高危因素(如肿瘤分化差、有脉管瘤栓等)来决定。不同类型肿瘤的标准不尽相同,部分患者辅助化疗后还可能需要放疗。

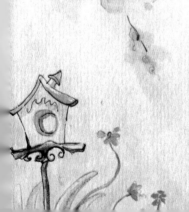

166. 术后多长时间开始进行化疗比较合适?

术后化疗的时间主要取决于患者手术后恢复的快慢。通常在手术后 4 周之内进行化疗比较合适。

167. 化疗过程中会出现哪些不良反应?

化疗过程中常见不良反应包括胃肠道反应（恶心、呕吐）、血液毒性（白细胞减少、血小板降低、贫血）、肝肾毒性（肝、肾功能异常）、神经毒性（手脚麻木、耳鸣）、皮肤毒性（脱发、脱皮、皮疹、脓疱）、心脏毒性（心慌、心律失常、心绞痛）、乏力等。

168. 如何减轻化疗的不良反应?

目前已经有很多方法来预防或减轻化疗的近期不良反应，如化疗前预防用止吐药能减轻恶心、呕吐，白细胞或血小板降低的患者可以应用打升白药针或升血小板药物针。关节酸痛患者可用布洛芬（芬必得）之类的止痛药加以缓解。但对神经毒性、脱发，目前还没有好的预防办法。此外，治疗后导致的第二原发癌等也无法预防。患者应尽可能保持战胜疾病的决心和克服困难的信心，因为心情越差越容易陷入反应越大的恶性循环。

169. 什么是一线化疗? 什么是二线化疗?

第一次化疗时采用的化疗方案叫一线化疗，这个化疗方案往往是经过长时间的临床研究显示对大多数患者来说疗效最好，且可以重复的治疗方法，毒副反应相对能接受，价格也能够接受的性价比最高的化疗方案。但没有一个药物或治疗方法是永远有效的，几个周期一线化疗后如果不管用了就不能再用这个治疗方案了，如果不换就不符合逻辑，再换的另一种化疗方案叫二线化疗。多数情况下，一线化疗的效果要好于二线化疗。

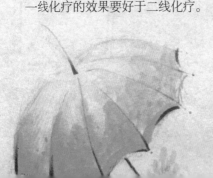

170. 化疗患者为什么会掉头发？如果头发掉了怎么办？

化疗药物进入体内后会抑制组织的生长，在人的机体内生长最为旺盛的组织最容易被抑制，而这些旺盛的组织常见于骨髓、胃肠道黏膜等，发根也是一个生长极为旺盛的部位，因此也容易被化疗药物所抑制。化疗后一旦发根被抑制就会掉头发，有的人掉得更加明显，甚至眉毛、胡须及其他体毛都掉光。但是当化疗结束后这些抑制毛发生长的因素就逐渐淡出了，毛发的发根又会逐渐恢复生长，个别患者重新长出的头发还是卷发，但时间久了还是会变成直发。在医院里化疗后出现脱发的现象十分常见，别人不会用惊异的目光看待患者，但在其他场合有个别人对患者不了解，也有患者过多的自我暗示。如果要解决这种现象，可以到商店去购买假发。戴假发不光是患者的专利，也是很多人的爱好，患者可以随心挑选中意的假发，体会平时不曾尝试的事物。当然随着科技的进步，有些治疗药物已经有所改进，相信治疗后掉头发的现象会逐渐得以改善。

171. 化疗期间饮食应注意些什么？有忌口吗？

化疗中应注意饮食问题，尤其是我们中国人，对此非常重视。但是现实中对这个问题的认识存在着许多误区。受传统的思维影响，人们有很多奇怪的认识，例如忌口的问题：治疗中不能吃无鳞鱼、不能吃蛋白质、不能吃羊肉等；还有的患者认为应该使劲补，天天补品不离口。出现这些现象和我们的传统思维方式有关。食物对疾病产生影响的并不多，如食用海产品对甲状腺功能亢进、食用过多的含淀粉或糖的食物对糖尿病、饮酒及海鲜等对痛风等均会出现影响，但是一般的鱼、肉类食物对肿瘤并没有影响，一些不实的传言并没有证据来支持。设想一个肿瘤患者本来身体就受到疾病的困扰，常出现营养不良，如果再不及时补充营养则会对患者的病情造成消极的影响。化疗期间患者常常有胃肠道反应，如恶心、呕吐、食欲不好等，这时饮食应该清淡，但应富于营养，并且应食用一些含纤维素多的食品，以帮助患者解决便秘问题。化疗过后休息阶段可以再适当地增加营养。有人认为应多食补品，补品是什么？其实只是个概念而已，有些补品含有激素，对患者不见得有益，只要患者有食欲，其实正常的饮食就是最好的补品，花同样的钱可以获得更多的回报。

172. 为什么大多数化疗方案需要联合几种化疗药进行?

化疗药物按照机制分成很多种, 在为患者治疗中多选用几种药物联合使用, 当然偶尔也有单独使用的时候。肿瘤细胞在其生长过程中细胞要分裂、增殖, 在细胞分裂、增殖过程中会出现很多生物学过程, 我们把它分成几个期别。不同药物在各期的针对性、起的作用不同, 所以如果能够联合使用多种化疗药物, 可以产生比单个药物更高的疗效, 同时可以分散各个药物不同的不良反应, 不至于在某个方面的不良反应太明显。这就是为什么大多数化疗需要联合几种化疗药进行。

173. 化疗后呕吐怎么办?

呕吐是肿瘤患者对化疗药物常见的不良反应, 随着化疗药导致患者呕吐的机制被搞清楚, 现在已经开发了很多有效的止吐药物, 极大地缓解了患者的消化道反应, 用药后呕吐明显减轻, 已经很少因为长期呕吐反应而不能坚持化疗的患者了。止吐药物大多是经静脉使用, 也有口服的, 可以结合使用, 如果止吐效果不理想还可以结合激素(地塞米松)治疗。但是这些止吐药物也有不良反应, 如便秘、腹胀等。

174. 化疗后大便干燥怎么办?

一些患者化疗后会出现大便干燥, 主要的原因可能是用了止吐药物。止吐药可以抑制化疗后的恶心和呕吐, 但是止吐药物自身还有副作用, 就是便秘和腹胀等。药物性的便秘只要不严重, 待化疗停止后就会逐渐恢复。如果便秘非常严重, 就应该在医生指导下使用一些通便药, 或使用开塞露等外用药解决问题。但还应该注意化疗期间饮食中应多进食含纤维素的食物, 以创造正常的胃肠环境。

175. 化疗后手指和脚趾麻木怎么办?

化疗后有的患者会出现手指和脚趾麻木, 这种现象多见于接受了具有神经毒性的药物治疗后。具有神经毒性的药物有长春新碱、长春花碱、紫杉醇、多西他赛、奥沙利铂等。出现神经毒性后首先应告知您的医生, 医生会给您进行评估, 然后按照出现的严重程度调整或修订治疗方案。轻度的手指和脚趾麻木是可以承受的，但是当不良反应超过一定限度，医生经评估后认为应该减量或停止使用产生神经毒的药物。如果发生了手指和脚趾麻木，也可以用一些营养神经的药物，但疗效常常不能令人满意，因为神经的恢复时间较长，还是要尽量预防才能避免出现严重的神经毒性。

176. 化疗后出现口腔黏膜炎和溃疡，有什么办法可以减轻疼痛？

化疗后患者出现口腔黏膜炎和溃疡是化疗药物的不良反应，甲氨蝶呤等药物导致的最明显，当出现了口腔黏膜炎和溃疡应该告知医生，在经检查后可以做相应的处理。有口腔溃疡的患者须保持口腔卫生，饭后口腔中不要残留食物残渣，多漱口；目前有些漱口液可帮助溃疡愈合，还可以用含有粒细胞—巨噬细胞集落刺激因子（一种升白细胞药物）的液体漱口，因为这种药物可以促进伤口愈合。还可以局部外用麻醉药物止痛，帮助患者进食。

177. 化疗多长时间可以看出疗效？

不同的肿瘤对化疗的敏感性不一样，有的肿瘤如果有效则会很快就看到疗效，如小细胞肺癌、淋巴瘤等。但就大多数肿瘤来讲，要评估疗效需要做 2 个周期后再评价，过早评估疗效很可能会冤枉一些治疗，因为还没有看见肿瘤大小出现明显变化，但是也不能等的时间太长，那样如果无效的话也会耽误治疗。

178. 晚期肿瘤患者需要做化疗吗？如需要，通常要做几个周期？

一般来讲晚期肿瘤患者是指出现远处转移的患者，晚期肿瘤患者不等于没有办法治疗。对于晚期肿瘤患者治疗的主要目的是延长患者的生存时间、提高患者的生活质量。不同的晚期患者化疗周期数不同，患者能够承受的情况也不同，所以还应该与医生进行探讨，做好心理准备，配合进行治疗，争取达到最佳治疗效果。

179. 输注不同化疗药物时，患者应注意什么？

使用化疗药物前、中、后患者应该注意的问题很多。要积极配合医生的安排，争取获得最大的治疗效果，并将不良反应控制在可以接受的范围之内。一般来讲化疗前应该早早休息，不熬夜，不管您是看电视直播的体育比赛、打牌还是与人彻夜长谈都不应该，这会直接影响次日您对药物的耐受性；另外，有些药物还要求同时口服一些药物：如抗过敏药、防水钠潴留（水肿）药物、防止出现严重不良反应的药物；化疗期间应该进食一些富含营养、又易于消化，且富含纤维素的食物；还要经常和医生沟通，询问注意事项。

180. 化疗周期是指 1 周吗？

化疗周期是指每次用药及其随后的停药休息期到下一次化疗开始用药时的间隔时间。化疗方案不同，化疗周期长短不一。化疗周期的长短一般是根据化疗药物的药物代谢动力学特点和肿瘤细胞的增殖周期来决定的。根据化疗药物毒副作用及人体恢复周期，从给化疗药的第 1 天算起，至第 21 天或 28 天，即 3~4 周称之为一个周期。

181. 是不是化疗的副作用越大疗效越好？

只要是做化疗，其不良反应几乎不可避免。不能根据化疗不良反应的程度来判断化疗效果，并不是化疗反应越大效果越好、没有化疗不良反应就没有效果。化疗成功与否，在很大程度上取决于如何解决好疗效与不良反应之间的关系。不同的个体对药物的吸收、分布、代谢、排泄可能有差异，要密切观察与监测每个人。这不意味着为了追求疗效就可以无止境的增加药物剂量，在剂量增加的同时，毒副作用也在增加，在患者可以耐受的不良反应情况下，兼顾最适合患者的最大剂量是保证疗效的最好方法。

182. 怎么才能知道化疗药物是否有效？

相信每位患者在化疗前都会做一些检查，这些检查可起着大作用。从第一次开始使用化疗方案起，大部分方案进行一段时间后会再次做一些辅助检查，比如血清肿瘤标志物、CT 检查等，医生会结合相应症状的减轻程度，综合的评估化疗药物是否有效。

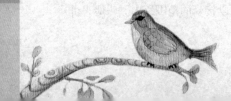

183. 化疗中出现白细胞减少怎么办？

化疗过程中白细胞减少会导致被迫减量或停止化疗，近期容易造成严重感染，如果白细胞低于 $1.0 \times 10^9/L$、持续 5 天以上时，发生严重细菌感染的机会明显增加。这个时候可以根据白细胞降低的程度选择一些合适的药物，如果白细胞略微降低，可以口服升白细胞药物，当白细胞下降程度较重时应该使用一些粒细胞集落刺激因子。

化疗给药结束，患者回家休息的过程中出现白细胞减少时一定要注意自我保护，一旦发现白细胞开始降低，及时与主管医生联系，密切监测白细胞情况，并注意保暖及休息，避免着凉，避免过度接触人群，降低感染的风险。

184. 化疗中出现血小板减少怎么办？

血小板减少会引起出血时间延长，血小板计数的正常值为（100 ~ 300）$\times 10^9/L$。理论上当血小板 $<50 \times 10^9/L$ 时，会有出血危险，轻度的损伤可引起皮肤、黏膜的瘀点；当血小板 $<20 \times 10^9/L$ 时，出血的危险性增大，常可以有自发性出血，需要预防性输入血小板；血小板 $<10 \times 10^9/L$ 时容易发生危及生命的中枢神经系统出血、胃肠道大出血和呼吸道出血。化疗中出现血小板减少引起的严重出血并发症并不多见。有出血倾向时，应给予输注血小板以及止血药物；没有出血倾向者，若血小板 $>20 \times 10^9/L$，应该卧床休息，避免磕碰，使用一些血小板生长因子等药物，观察病情。

185. 化疗中出现贫血怎么办？

血液中的红细胞为全身各组织器官提供氧气，当红细胞太少而不能向组织提供足够的氧气时，心脏工作就会更加努力，让人感到心脏搏动很快。贫血会使人感到气短、虚弱、眩晕、眼花和明显的乏力等。根据患者贫血程度的不同，医生会给予重组人促红细胞生成素、口服铁剂、维生素，甚至是输红细胞悬液以加快贫血的纠正。

在药物治疗的同时也需要患者足够的休息、减少活动、摄入足够的热量和蛋白质（热量可以维持体重，补充蛋白质可帮助修复治疗对机体的损伤）、缓慢坐下与起立。

186. 已经做了结肠癌根治性切除手术，还需要做化疗吗？

如果做了结肠癌根治性手术，术后的化疗称为辅助化疗，目的是消灭血液中的微小转移病灶（目前的影像技术手段还不能检测到这些微小转移灶），减少肿瘤局部复发或向其他组织或器官发生转移的机会。但并不是每个患者都需要行术后的辅助化疗。主要看手术后的病理分期以及是否存在不良预后因素。分期为Ⅰ期的患者，术后化疗不能降低复发、转移的风险，不用化疗；分期为Ⅲ期的患者，化疗能够明显降低发生复发、转移的风险，延长生存期，因此需要化疗；分期为Ⅱ期的患者就要看有没有不良预后因素了，常见的不良预后因素包括：手术前存在肠穿孔或肠梗阻、术后的病理检查发现肿瘤侵透浆膜层、病理检查的淋巴结数目少于12枚、有脉管瘤栓、有神经侵犯等。有不良预后因素的Ⅱ期患者需要接受术后辅助化疗。

187. 结直肠癌化疗用什么药物呢？

对结直肠癌有效的化疗药物包括奥沙利铂、伊立替康、氟尿嘧啶类等。氟尿嘧啶类药物包括静脉输注的5-氟尿嘧啶以及口服类药物卡培他滨、优福定等。根治术后辅助化疗的标准方案为奥沙利铂联合氟尿嘧啶类药物，身体状况差、不能耐受两药联合的患者，可以单独应用氟尿嘧啶类药物。辅助化疗采用伊立替康不能降低复发/转移风险，因此不推荐应用。而对于晚期结直肠癌患者，这些化疗药物都可以应用。具体选择何种药物要根据患者的身体状况、肿瘤情况、既往治疗情况等决定。

188. 术后辅助化疗需要多长时间呢？

目前标准的术后辅助化疗持续时间是半年。20世纪90年代初，研究证实结肠癌术后单用氟尿嘧啶类药物辅助化疗1年，可以降低复发/转移率，提高总生存期。到90年代中期，研究证实半年和一年的辅助化疗具有同样的疗效。因此，从90年代中期开始，辅助化疗的临床研究和实践都定为半年。21世纪初，确定在氟尿嘧啶类药物基础上加用奥沙利铂对于Ⅲ期和高危Ⅱ期（前述具有高危因素的Ⅱ期）患者能进一步降低复发/转移的风险，提高总生存期，推荐的治疗时间也是半年。根据辅助化疗方案的不同，化疗周期数也不同，通常 2 周为一个周期的方案需进行 10~12 个周期；3 周为一个周期的方案需进行 6~8 个周期，总的时间长度要达到半年。

189. 结直肠癌化疗过程中有哪些不良反应？怎么办？

化疗药物不仅对肿瘤细胞有杀伤作用，对人体正常的组织也有杀伤作用，尤其是增长迅速的细胞，例如：毛囊细胞、骨髓造血细胞和胃肠道黏膜的细胞等，这也是化疗不良反应产生的原因。结直肠癌化疗应用的药物不同，产生的不良反应也就不同。常用的药物包括奥沙利铂、氟尿嘧啶类和伊立替康，具有化疗药物共有的常见不良反应，如恶心、呕吐、食欲差、腹泻、便秘、白细胞减少、血小板减少等。还有一些是药物特有的不良反应。

奥沙利铂会产生神经毒性，包括急性神经毒性和慢性累积性神经毒性。主要表现为周围感觉神经的异常。急性神经毒性主要表现为肢端麻木、疼痛、唇周麻木等，遇到冷刺激时会加重。因此，用药期间一定要避免冷刺激，不能吹空调凉风，不能直接接触冷空气，冰箱里刚拿出来的东西不能直接吃、不要直接接触冰冷的物体等。冬天的时候要做好保暖措施。慢性累积性神经毒性包括肢端持续性的感觉异常和感觉障碍，在化疗的间隔期不消失。随着治疗总给药剂量的增加，持续时间和强度加重。当总的累积剂量达到一定程度时会有一小部分患者出现功能障碍，在完成需要精细的感觉运动神经协调的动作（如写字、系纽扣或拿住物体）时会出现，这是由感觉神经损伤引起的。

伊立替康可能会导致严重的腹泻，产生的腹泻大致可分为早期腹泻和迟发性腹泻。早期腹泻通常发生在用药24小时以内，往往伴有大汗、流泪增多、唾液增多等，这是乙酰胆碱能综合征的表现，严重的时候需要皮下注射阿托品来缓解症状。用药24小时后发生的腹泻称为迟发性腹泻，有可能会比较严重，因此需要积极的处理，一旦出现腹泻就要按照医嘱服用盐酸洛哌丁胺胶囊（易蒙停）。应用伊立替康化疗期间要注意饮食，以前生活中不好消化的食物、进食后可能出现腹泻的食物都要避免应用，以避免出现严重的迟发性腹泻。

氟尿嘧啶类药物可能导致手足皮肤反应，表现为手足脱皮、疼痛等，要保持局部清洁，注重局部保湿，减少长时间站立等。

　　总的说来，这些不良反应可根据情况大致分成轻、中、重度。轻度反应不需要特殊处理，中、重度反应就需要咨询医生，是否需要对症处理，甚至需要调整化疗药物种类和剂量了。另外，要按照医生的要求，定期复查血常规和肝、肾功能，观察白细胞、血小板和肝、肾功能情况，如果异常，需要及时给予处理。同时要定期进行疗效评价，观察药物是否发挥了疗效。还有，比较重要的是，要正视目前的情况，以乐观积极的态度来面对疾病和治疗，保持适当的运动，以不累为宜。

190. 什么是靶向治疗？

　　靶向治疗又称分子靶向治疗，是指药物进入体内会特异性地选择分子水平上的致癌位点来相结合发生作用，使肿瘤细胞特异性死亡，而不会波及肿瘤周围的正常组织细胞。所以分子靶向治疗又被称为"生物导弹"，一般只对肿瘤有抑制作用，而对正常组织没有副作用，其特点是高效、低毒，是一种理想的肿瘤治疗手段。

191. 什么情况下需要用靶向治疗？有哪些副作用？

　　目前不推荐结直肠癌根治术后辅助治疗时应用靶向治疗药物。靶向药物目前只应用于晚期肿瘤患者，也就是不能手术切除或有转移的患者。靶向药物包括两类单克隆抗体：贝伐珠单抗是针对血管内皮生长因子（VEGF）的单抗，应用前不需要进行任何基因突变或其他生物标志物的检测。西妥昔单抗和帕尼单抗是针对表皮生长因子受体（EGFR）的单抗，应用前需要检测肿瘤组织标本的K-ras基因是否存在突变，如果存在K-ras基因突变，应用这两种药物就没有作用了。这些组织标本可以是从原发灶取得的，也可以是从转移灶取得的。可以是穿刺活检的标本，也可以是手术切除的标本。这些标本都在患者做穿刺或手术的医院病理科保

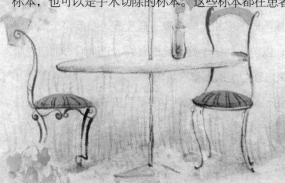

存。

单抗药物也有不良反应，但通常与传统的化疗药物不同。贝伐珠单抗会引起高血压、出血、伤口愈合延缓等不良反应；西妥昔单抗会引起输液反应、面部或躯干皮肤的痤疮样皮疹等。因此要根据患者的既往病史、身体状况来决定是否应用。另外，靶向治疗药物都比较昂贵，目前医保尚不能报销，因此需要根据自身经济条件来决定是否使用。

192. 已经发现结肠癌有转移了，还能治疗吗？

中、晚期恶性肿瘤患者往往都伴有转移，但根据转移部位的不同，还要对病情进行详细的区分。如果只是局部淋巴结转移，病情还处于中期，通过手术治疗和术后辅助化疗有很大的可能性获得根治。远处转移也分为两种情况：第一，转移的部位仅局限在某个脏器如肝、肺、卵巢等，有可能通过手术达到完全切除。这种情况下，手术 + 术后化疗同样可能达到根治。如果肿瘤虽然局限在某个器官，但医生认为不能手术切除的患者，也可能先进行化疗或化疗联合靶向治疗，使肿瘤缩小、减少，还是有可能获得手术切除的机会。第二种情况，肿瘤转移的部位很广泛，包括多个脏器的转移，或单个脏器弥漫的转移，即使行强烈的化疗或化疗联合靶向治疗，仍然没有根治切除机会了，这个时候，通过全身化疗，可以使肿瘤（包括原发病灶和转移病灶）缩小或保持稳定状态，控制肿瘤的发展，缓解肿瘤导致的症状，提高患者的生活质量，并延长患者的生存期。通过积极的全身治疗，有一半的患者能够存活 2 年以上，个别患者存活时间更长。

（五）放射性核素治疗

193. 放射性核素如何治疗肿瘤？

放射性核素治疗是将带有射线的放射性药物给肿瘤患者口服或经静脉注射等方法进入人体内后，放射性药物能随血液到达肿瘤部位，对肿瘤细胞放出射线，其射线像"导弹"一样能瞄准肿瘤细胞射击，最后抑制或摧毁肿瘤细胞，从而达到治疗肿瘤的目的。放射性核素治疗属于内照射治疗，而我们通常所说的放疗属于外照射治疗。

194. 应用放射性核素治疗安全吗？

放射性核素所发射出来的射线对肿瘤细胞具有杀伤力，能有效地破坏病变组织，达到治疗目的。放射性核素治疗的靶向性很好，主要集中在病变部位照射，在组织中仅能穿行几毫米，对周围的正常组织影响小，只要是采用规范化治疗方案与剂量，核素治疗是安全、可靠的。

195. 临床上常用什么放射性药物治疗骨转移？

放射性核素治疗骨转移所用的放射性药物目前在我国主要有两种，一种是长效的放射性治疗药物二氯化锶（^{89}SrCl$_2$），用于骨转移早期、骨髓储备能力正常的患者。一般一次注射二氯化锶 4mCi，起效时间 14~28 天，治疗效果持续时间 12~26 周，骨痛复发的病例可以重复进行治疗，两次给药间隔时间一般是 3 个月，止痛率 74%~91%。

另一种是短效的放射性治疗药物 ^{153}钐-乙二胺四甲撑磷酸（^{153}Sm-EDTMP），用于骨转移进展期、骨痛严重、骨髓储备不足的患者。一般一次注射 ^{153}Sm-EDTMP 1mCi/kg，起效时间 2~7 天，治疗效果持续时间 4~8 周，骨痛复发的病例可以重复进行治疗，两次给药间隔时间一般是 1 个月，止痛率 65%~92%。

196. 哪些患者适合接受放射性核素治疗？

一般用放射性药物治疗骨转移的患者需要符合下列要求：①临床、病理及各种影像诊断确诊的骨转移癌；②核素骨显像显示骨转移癌有放射性浓聚；③骨转移癌所致的骨疼痛，药物治疗、放疗、化疗无效者；④白细胞不低于 3.0×10^9/L，血小板不低于 90×10^9/L，血红蛋白不低于 90g/L；⑤预计患者生存期 >3 个月。

197. 哪些患者不宜接受放射性核素治疗？

在下列情况下不考虑做骨核素治疗：①妊娠及哺乳期的妇女；②白细胞低于 3.0×10^9/L；③血小板低于 90×10^9/L；④严重的肝、肾功能不良；⑤骨显像显示病灶无放射性浓聚。

198. 放射性核素治疗骨转移有哪些常见的副作用？

放射性核素治疗骨转移最常见的副作用是骨髓抑制，表现为白细胞、血小板或血红蛋白降低。治疗后骨髓抑制发生率为 20%~50%，但可以恢复，一般在 12 周内即可恢复到治疗前水平。

5%~10% 的患者可出现反跳痛，即给予骨核素治疗后患者出现短暂的疼痛加重，一般发生在给药后 5~10 天，持续 2~4 天，对症止痛治疗能好转。

（六）癌痛治疗

---

199. 什么是非阿片类镇痛药？

非阿片类镇痛药是指止痛作用不是通过激动体内阿片受体而产生的镇痛药物。按作用机制主要分为以下两类：

（1）非甾体类抗炎镇痛药：具有解热镇痛，兼具消炎、抗风湿、抗血小板聚集作用的药物。主要用于治疗炎症、发热和疼痛，如吲哚美辛、对乙酰氨基酚、芬必得（布洛芬）、萘普生、奇诺力（舒林酸）、西乐葆等。

（2）非阿片类中枢性镇痛药：作用于中枢神经系统，影响痛觉传递而产生镇痛作用，如曲马多、氟吡汀。

200. 什么是阿片类镇痛药？

阿片类镇痛药为一类作用于中枢神经系统，激动或部分激动体内阿片受体，选择性减轻或缓解疼痛，对其他感觉无明显影响，并能保持清醒的一类止痛药物。镇痛作用强，还可消除因疼痛引起的情绪反应。阿片类镇痛药按药物来源可分为以下三类：

（1）天然的阿片生物碱：如吗啡、可待因。

（2）半合成的衍生物：如双氢可待因。

（3）合成的麻醉性镇痛药：哌替啶（杜冷丁）、芬太尼族、美沙酮等。

201. 什么是药物的耐药性？镇痛药也能产生耐药性吗？

耐药性又称抗药性，指微生物、寄生虫或肿瘤细胞与药物多次接触后，对药物的敏感性下降甚至消失，致使药物对耐药微生物、寄生虫或肿瘤细胞的疗效降低或无效。

镇痛药反复使用后也会产生耐药性，其结果导致镇痛作用下降，作用时间缩短，有些需要逐渐增加剂量才能维持其镇痛效果。

202. 什么是药物的依赖性？镇痛药会产生依赖性吗？

药物的依赖性俗称药瘾或瘾癖，它分为精神依赖和躯体依赖两种。

精神依赖又称心理依赖，也就是大家通常所说的成瘾性，是指患者对某种药物特别渴求，服用后在心理上有特殊的满足感。镇痛药物容易产生成瘾性，阿片类药物成瘾的特征是持续地、不择手段地渴求使用阿片类药物，主动觅药，目的不是为了镇痛，而是为了达到"欣快感"，这种对药物的渴求行为会导致药物的滥用。对精神依赖的过于担心是导致医生和患者未合理使用阿片类药物的重要原因。大量国内、外临床实践表明，阿片类药物用于癌症患者镇痛成瘾者极其罕见。

躯体依赖是指重复多次地给予同一种药物，使患者中枢神经系统发生了某种生理或生化方面的变化，致使对某种药物成瘾，也就是说需要某种药物持续存在于体内，否则药瘾大发产生戒断症状。阿片类药物成瘾表现为：用药一段时间后，突然停用后出现的流涕、流泪、打哈欠、出汗、腹泻、失眠及焦虑、烦躁等一系列的戒断症状。戒断症状很容易通过逐渐减少用药剂量来避免。

耐药性和躯体依赖性是阿片类药物的正常药理学现象，癌痛患者通常使用的是阿片类药物的控释或缓释剂型，极少发生精神（心理）依赖。癌痛患者如发生药物依赖性并不妨碍医生有效地使用此类药物。

203. 长期用阿片类镇痛药会成瘾吗？

对阿片类药物成瘾的恐惧是影响患者治疗疼痛的主要障碍。世界卫生组织对癌痛患者应用镇痛药已经不再使用成瘾性这一术语，替代的术语是药物依赖性。镇痛药躯体依赖性不等于成瘾性，而精神依赖性才是人们常说的成瘾性。躯体依赖性常发生于癌痛治疗过程中，表现为长期用阿片类药物后对药物产生一定的躯体依赖性，突然中断用药会出现流涕、流泪、打哈欠、出汗、腹泻、失眠及焦虑、烦躁等戒断症状。癌痛患者因疼痛治疗的需要对阿片类药物产生耐受性（需要适时增加剂量才能达到原来的疗效）及躯体依赖性是正常的，并非意味已"成瘾"，不影响患者继续安全使用阿片类镇痛药。在医生的指导下，采用阿片类药物控释、缓释制剂，口服或透皮给药，按时用药等规范化用药方法，可以保证理想的镇痛疗效。

204. 癌痛患者应该什么时候开始止痛治疗？

目前主张，癌症患者一旦出现疼痛就应及早开始止痛治疗，而不必忍受疼痛的折磨。疼痛会影响患者的生活质量，使患者无法正常睡眠、工作、娱乐等，部分患者还会出现抑郁、焦虑、消沉等心理障碍。早期的癌痛在疾病未恶化时，及时、按时用药比较容易控制，所需镇痛药强度和剂量也最低，还可避免因治疗不及时而最终发展成难治性疼痛。

205. 非阿片类药吃了不管用，多吃点就行了吗？

许多患者及家属认为，非阿片类药物比阿片类药物安全，可以多吃，并因惧怕阿片类药物成瘾，想尽量避免用强阿片类药物。其实这种想法和做法都不对。非阿片类镇痛药止痛效果并不是与用量成正比，当达到一定剂量水平时，增加用药剂量并不能增加镇痛效果，而且药物的不良反应将明显增加，也就是通常所说的"天花板效应"。阿片类药物如果在医生指导下正确地个体化用药，防止药物的不良反应，长期用药对肝及肾等重要器官无毒性作用。与之相比，非阿片类镇痛药长期用药或大剂量用药发生器官毒性反应的危险性明显高于阿片类镇痛药。非甾体类抗炎药是非阿片类药中的一种，其在用药初期大多无明显不良反应，但长期用药，尤其是长期大剂量用药则可能出现消化道溃疡、血小板功能障碍及肾毒性等不良反应。大剂量对乙酰氨基酚可引起肝毒性。因此，如果正确使用，一般阿片类镇痛药比非阿片类药更安全。

治疗篇

206. 害怕增加阿片类药物剂量，部分缓解疼痛就可以凑合了吗？

有些患者因害怕药物成瘾而不敢增加阿片类药物剂量，造成用药剂量不足，这样会导致镇痛不足，长期的疼痛刺激将使疼痛进一步加重，形成神经病理性疼痛等难治性疼痛，形成恶性循环。对于癌症患者，疼痛治疗的主要目的应该是根据患者具体情况合理、有计划地综合应用有效镇痛治疗手段，最大限度缓解癌痛症状，持续、有效地消除或减轻疼痛，降低药物的不良反应，最大限度地提高患者的生活质量。理想的镇痛治疗应该是使患者达到无痛休息和无痛活动，消除疼痛是患者的基本权利，所以每个癌痛患者都不应该忍受不必要的疼痛，要相信疼痛是可以控制的，要在医生的指导下最大限度的缓解自己的疼痛。

207. 癌痛患者在接受其他抗肿瘤治疗的同时可以使用镇痛药吗？

许多癌症患者在进行化疗、放疗、手术治疗或其他抗肿瘤治疗的过程中出现疼痛，这些患者通常会担心镇痛药会影响抗肿瘤治疗的效果而尽量忍受疼痛。目前的研究显示，镇痛药对其他抗肿瘤药没有不良影响，良好的镇痛可以有助于患者顺利完成其他抗肿瘤治疗。

208. 一旦使用阿片类药就不能停止，需要终身用药吗？

一些服用了阿片类镇痛药的癌痛患者接受化疗、放疗、手术治疗或其他抗肿瘤治疗后，肿瘤得到了控制，疼痛明显减轻，这些患者想知道镇痛药是否可以停止服用。答案是只要疼痛得到满意控制，可以随时安全停用阿片类镇痛药。吗啡每天用药剂量在 30~60mg 时，突然停药一般不会发生不良反应。长期大剂量用药者，突然停药可能出现戒断综合征。所以长期大剂量用药的患者应在医生指导下逐渐减量停药。

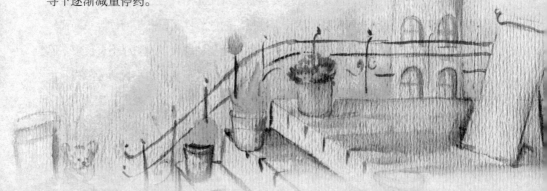

209. 长期服用阿片类药物的患者有最大剂量的限制吗?

阿片类药物是目前发现的镇痛作用最强的药物,并且没有"天花板效应",镇痛作用随剂量的增加而增强,因此,并不存在所谓最大或最佳剂量。对个体患者而言,最佳剂量是最有效的镇痛作用和可耐受的不良反应。所以,只要止痛治疗需要,都可以使用最大耐受剂量的阿片类镇痛药,以达到理想缓解疼痛。

210. 治疗癌痛除口服镇痛药外,还有哪些方法?

癌痛的原因多样,性质复杂,所以癌痛的综合治疗也显得很重要。目前,癌痛治疗中应用的方法很多,除口服镇痛药治疗外,还有放射治疗、化学治疗、放射性核素治疗、神经阻滞、脊髓刺激、射频消融、中医中药辅助治疗及心理治疗等方法。

(七)中医治疗的作用

211. 中医在肿瘤治疗中有哪些优势?

手术、放疗、化疗在中医看来皆是祛邪的手段,这些治疗方法在最大程度地减少肿瘤负荷、杀灭癌细胞的同时,不可避免地会损伤正气,使患者免疫功能受损、抵抗力下降。中医认为恶性肿瘤属于正虚邪实的疾病,治疗过程中强调整体观念、辨证论治,一方面要"扶正",一方面要"祛邪",重在扶正固本,兼以祛邪。中医药直接抗癌作用不及放化疗显著,但能够减轻放、化疗引起的恶心、呕吐、食欲减退、乏力、白细胞减少、免疫功能下降等不良反应,改善患者症状、提高生存质量。现代中药药理研究发现,许多中药正是通过调节肿瘤患者的机体免疫功能达到抑制肿瘤的目的,特别是补益类及活血类中药。在恶性肿瘤治疗中,中西医各有优势,不能互相替代。

212. 中医治疗结直肠癌有抗癌药物吗?

中医治疗肿瘤的常用药物种类繁多,包括扶正固本、清热解毒、理气解郁、化痰散结、活血化瘀等。按照中医传统理论和中药学知识来分析，并没有所谓的专门"抗癌"中药。随着现代中药药理学研究不断深入，逐渐发现一些中药（或中药单体成分）对癌细胞有一定的杀伤和抑制作用，也就相应的出现了抗癌中药的说法。这类具有抗癌作用的药物，往往被多数人直观的理解为具有杀伤癌细胞的作用，甚至被拿来与化疗药物类比，这种观点并不准确。大家平时所说的抗癌中药，主要是狭义上的抗癌中药，专指以毒攻毒类药物。其实，具有抗癌作用的中药既包括以毒攻毒类药物，也包括扶正固本类药物和各种清热解毒、化痰散结、活血化瘀类药物，这些都属于广义上的抗癌中药。

中医认为，结直肠癌是在正气亏虚、脾肾不足的基础上，由于气滞、血瘀、热蕴、湿聚而成癌毒。治疗方面在积极扶正、补益脾肾的基础上，必须配合理气消导、活血化瘀、清热解毒、燥湿化痰等药物，这些药物中包括多种具有抗癌功效的药物，化痰散结的药物常用半夏、胆星、牡蛎、贝母、炮山甲、干蟾皮、蜂房等；活血化瘀常选三棱、莪术、五灵脂、乳香、水蛭、黑蚂蚁、土元、丹参、姜黄等；清热解毒常选藤梨根、菝葜、半边莲、半枝莲、白花蛇舌草、白屈菜、石上柏、土茯苓、石见穿等。上述部分药物具有一定毒性，必须在医生指导下使用。

213. 中医药配合放、化疗能同时进行吗？

多年来，大量的临床实践告诉我们，中医药与放、化疗之间不会发生冲突，截至目前也没有患者因为接受中医药治疗而降低放、化疗效果的报道。中医治疗是肿瘤综合治疗中的方法之一，适用于肿瘤患者治疗的各阶段。在不同阶段，中医药扮演不同的角色、发挥不同的作用。放、化疗期间，西医治疗方法是抗肿瘤治疗的主力军，其治疗本身具有很强的"杀伤力"，不仅能够杀死、抑制肿瘤细胞，对人体正常的细胞也会带来不同程度的损伤，表现为骨髓功能、消化系统、神经系统等方面的不良反应。此时中医药治疗处于辅助地位，侧重于为放、化疗"保驾护航"。通过益气扶正、填精养血、调理脾胃等治疗方法，改善或减轻患者乏力、失眠、恶心、呕吐、食欲减退、便秘、手足麻木、骨髓抑制等不良反应和症状，目的在于使患者的放、化疗得以顺利的进行。该阶段抗肿瘤不是中医治疗的主要方向。有些患者认为，化疗后呕吐反应本来就很严重，用中药后会更增加呕吐反应，喝下去的中药也会吐出来，起不了什么作用。其实许多中药具有很好的止吐功效，运用合理的话在止吐同时还可以改善食欲。放、化疗结束以后，中医药从辅助地位转变为主力地位，不仅要继续扶正、调和脾胃，还需要同时加强抗肿瘤治疗的力度。

214. 结直肠癌患者何时可以开始中药治疗？

临床上经常听一些患者说："等我化疗或放疗结束后就去喝中药。"其实，这种认识是不对的。结直肠癌、胃癌等腹部恶性肿瘤的患者在治疗过程中，中医可以早期介入。手术切除肿瘤病灶后，肠道功能基本恢复时，就可以考虑开始服用中药了。一般来说患者排气、排便正常就可以进流食或半流食，包括中药汤剂，肠道已经可以吸收中药有效成分了。此时用中药治疗可以加快患者手术后的康复进程，有助于提升患者的免疫功能，保证放、化疗按时正常进行。

215. 中医药配合结直肠癌手术治疗能发挥什么作用？

中医药在结直肠癌治疗过程中具有良好的个性化的辅助治疗作用，可贯穿于结直肠癌治疗的各个阶段，对于手术患者能够有效减少术后并发症的发生。结直肠癌术后的患者常常出现气血耗伤、脾胃气虚、胃肠气滞的情况，表现为身体虚弱、四肢乏力、不思饮食、腹部胀满、排气排便不畅等症状。部分饮食不当、术后活动过少、高龄或平时体弱的患者还可能出现胃瘫、完全或不全肠梗阻等情况，很大程度上影响了患者身体恢复和后续放、化疗的顺利进行。配合中药益气养血、扶正固本、健脾和胃、理气导滞治疗，能够增强患者体质，有效改善排气排便、饮食、睡眠状况，促进术后恢复，为后续治疗奠定良好基础。

216. 中药配合结直肠癌放、化疗能发挥什么作用？

放射治疗常易伤阴耗气，化疗药物则往往影响脾胃的运化功能，扰乱气机升降，损耗气血，导致患者出现头晕乏力、面色无华、食欲缺乏、恶心、呕吐、便秘、腹泻等症状。有的患者因为不能耐受放、化疗的副反应而中断治疗。如果在放、化疗过程中及时配合中医治疗，情况会有很大改观。中医从调理脾胃、益气养血入手，能够起到减毒增效的作用，有效改善患者生活质量。奥沙利铂、卡培他滨（希罗达）等化疗药物常易导致手足麻木、感觉迟钝、皮肤肿胀疼痛等神经毒性、手足综合征表现和腹痛、腹泻、恶心、呕吐等不良反应。采用中药浸浴、外洗能够明显减轻神经毒性和手足综合征的症状，同时改善患者睡眠和体力状况。中草药内服可以减轻恶心、呕吐、腹痛、腹泻等消化道反应，特别在改善食欲方面能够有效弥补西医治疗的不足。放、化疗过程中常出现严重的骨髓抑制，表现为顽固的白细胞、血小板减少，大剂量注射升白细胞药物、升血小板药物，有时也难以改善。采用中药内服益气养血、调补脾肾的同时，配合对足三里、气海、关元等强壮穴的艾灸疗法，能够促进各项指标回升，且疗效较巩固，不易反弹。

217. 中医如何治疗直肠癌放疗后导致的急性放射性肠炎?

肿瘤患者发病的内因常常是自身正气亏虚、气血失和，直肠癌患者多以脾肾亏虚为根本病机，加之射线照射，热毒灼伤肠道更加伤阴耗气。肠道局部气血循行受阻，营养物质不足以濡养经脉，热邪伤络动血，就会出现腹痛、泄泻、便血等肠炎症状。放射性肠炎是盆腹腔恶性肿瘤接受放射治疗引起的常见肠道并发症，主要表现为腹痛、腹泻、里急后重、肛门坠痛、便血等，多见于直肠癌及宫颈癌患者。多属虚实夹杂，以脾虚为本、湿热为标；病久迁延，转为慢性，则以肾气亏虚为主。放射性肠炎可采用中药口服配合药物外用的方法治疗。内治以健脾化湿、清热解毒、调和气血为主要治法，常用党参、白术、白扁豆、山药、芡实、甘草等药健脾益气；以薏苡仁、茯苓、佩兰、陈皮、半夏等药渗化湿浊；以马齿苋、败酱草、黄芩、白屈菜、白头翁、马尾连等清热解毒；用芍药、木香、当归、槐花、枳壳、川芎等药调和气血。外治可用中药煎剂熏洗，保留灌肠能够使药物直接作用于肛门或肠道病变局部，其治法与内服汤药同理，常以燥湿解毒凉血立法。常用药物有苍术、黄柏、白及、鸡血藤、忍冬藤、防风、白芷、白头翁、紫草等。

218. 冬虫夏草的主要功效有哪些? 适用于哪些人群?

冬虫夏草作为一种传统的名贵滋补中药材，既不是虫，也不是草，是麦角菌科真菌冬虫夏草寄生在蝙蝠蛾科昆虫幼虫上的子座及幼虫尸体的复合体。虫草主要成分包括虫草酸、虫草素、氨基酸、生物碱、维生素、多糖及矿物质等。其体外提取物具有明确的抑制、杀伤肿瘤细胞的作用，虫草素是抗肿瘤作用的主要成分。中医认为冬虫夏草味甘、性温，归肺、肾经，功能补虚损、益精气，又能平喘、止血、化痰。冬虫夏草药用价值很高，具有阴阳双补的特点，尤其擅长补益肺、肾二脏，药性较平和，除了孕妇、感冒、有实热等情况外，普通人群多数都可服用，且全年均可服用，以冬季最佳。传统服用方法是煎煮内服，可以入丸、散，或研末食用，也可以泡酒、煲汤、煮粥服用。需要强调的是，无论哪种方法均应连渣服用，最大程度保证有效吸收。除了肾癌患者外，肺癌及许多慢性病患者，如肾功能不全、肺气肿、肺纤维化等也适合服用冬虫夏草。

219. 常用的滋补食物有哪些?

食疗所用的食物以平性居多，温热性次之，寒凉性食物最少。常用的平性食物有赤小豆、黑豆、木耳、百合、莲子、菜花、土豆、鲤鱼、山药、桃、四季豆等；温热类食物有牛肉、羊肉、鸡肉、虾肉、蛇肉、黄豆、蚕豆、葱、姜、蒜、韭菜、香菜、胡椒、红糖、羊乳等；凉性食物有猪肉、鳖肉、鸭肉、鹅肉、菠菜、白菜、芹菜、竹笋、黄瓜、苦瓜、冬瓜、茄子、西瓜、梨、柿子、绿豆、蜂蜜、小米等。

药粥是食疗的重要方法之一，简便易行，效果显著。常选用粳米或糯米为原料，二者具有健脾益气、滋补后天的作用，常与山药、龙眼肉、大枣、莲子、薏米等可食用的中药同煮成粥，不仅增加补养脾胃的功效，而且能够增添药粥的色、形、味。胃癌属气虚者，可以选用党参、黄芪、茯苓、薏米、大枣、莲子等

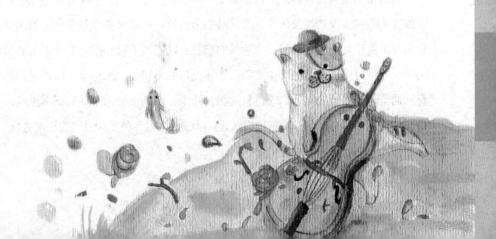

药物加工成药膳；属阴虚者，可以选择太子参、石斛、枸杞、百合、荸荠等药物；偏于胃热者可以选用竹叶、生地、麦冬、白茅根等药物。

220. 肿瘤患者放、化疗后练习气功是否有益？

气功是具有广泛群众基础的养生保健锻炼方法，也是传统中医学的重要组成部分。无论哪一种功法都强调练习时要充分放松身体和情绪，注重呼吸、意识的调整，与身体活动保持协调，有利于调节生理功能、减轻心理压力，这一点对于肿瘤患者的治疗、康复来说是有益的。需要特别注意的是，要在各类气功中正确选择动作幅度较小、难度不大的，切忌练习体力要求较高、动作复杂的，以免加重身体负担。选择哪种气功，练习多长时间，一定要根据自己的疾病状况以及对身体起到的作用来确定。

（八）营养与饮食疗法

221. 营养和食物是一回事吗？

营养是机体摄取、消化、吸收、代谢和利用食物或营养素以维持生命活动的整个过程。而食物是维持人体生命和机体活动的最基本物质条件之一。营养是过程，食物是物质。人通过摄入食物满足机体营养的需求，完成生命新陈代谢和运动。

222. 如何平衡膳食？

饮食平衡是维持人体健康的最基本物质条件之一，包括：①充足的热能：用以维持正常的生理功能及活动。②足够的蛋白质：用以维持生长发育、组织修复更新及维持正常的生理功能。③适量的脂肪：以提供不饱和脂肪酸特别是必需脂肪酸，同时可促进脂溶性维生素吸收。④充足的无机盐、维生素：以满足生长发育和调节生理功能的需要。⑤适量的膳食纤维：有助于肠道蠕动和正常排泄，减少肠内有害物质的存留。⑥充足的水分：以维持体内各种生理过程的正常进行。

223. 什么是膳食?

所谓膳食是指日常食用的饭菜。根据不同疾病的病理和生理需要,可以将各类食物改变烹调方法或改变食物质地而配制膳食,其营养素含量一般不变。医学上膳食的种类包括:常规膳食、特殊治疗膳食、诊断用的试验膳食和代谢膳食。

224. 常规膳食有哪些?

常规膳食包括普食、软食、半流食、流食等。

225. 普食如何配制?

普食与常人平时所用膳食基本相同,每日三餐。主要适用于饮食不受限制,体温正常或接近正常,消化功能无障碍及恢复期患者。膳食原则应注意热量和营养素含量必须达到每日膳食供给量的标准。能量每日在 9.21~10.89kJ(2200~2600kcal),蛋白质供给为优质蛋白为 40% 以上,普食的食物品种应多样化。食物分配比例也应合理,通常早餐为 25%~30%,中餐为 40% 左右,晚餐为 30%~35%。

226. 软食如何配制?

质软、易嚼、比普食更易消化。每日供应3餐或5餐(3餐外加2餐点心)。主要适用于消化吸收能力稍弱的患者,低热患者,老年人及幼儿,肛门、结直肠术后患者。能量供给每日在9.21~10.05kJ(2200~2400kcal)。食物中植物纤维和动物肌纤维须切碎煮烂。因食物中可能丧失维生素和矿物质,应额外补充菜汁、果汁等。

227. 半流质饮食如何配制?

较稀软、呈半流质状态,易于嚼和消化。介于软食和流质食物之间。主要适用于发热患者、口腔、耳鼻咽喉和颈部手术后患者。全天能量供给为 6.28~7.54kJ(1500~1800kcal)。应少食多餐,每餐间隔 2~3 小时,每天 5~6 餐。主食定量每日不超过 300g。

228. 流质饮食如何配制？

极易消化、含渣很少、成流体状态饮食。所供给能量、蛋白质及其他营养素均较缺乏，不宜长期食用。流食又分为流质饮食、浓流质饮食、清流质饮食、冷流质饮食和不胀气流质饮食。适用于高热、病情危重、术后宜进流食患者。食管肿瘤、胃肠肿瘤手术后宜进流质饮食，口腔、面部和颈部手术后因吞咽困难宜进浓流质饮食，需鼻饲。腹部手术和盆腔手术后宜进不胀气流质饮食（忌甜流质饮食）。喉部手术后宜进冷流质饮食，防止伤口出血和对咽喉部刺激。流质饮食每日供给能量3.35kJ（800kcal），只能短期1~2天食用。少量多餐，每天6~7餐。不含刺激性食物及调味品。

229. 哪些食物中可能含有致癌因素？

目前了解的大约有50%癌症患者患病与饮食和营养因素有关，这些因素包括食品本身成分、污染物、添加剂以及食品烹饪加工不当所产生的致癌因素。与这些因素有关的食品：

（1）腌制食品：如腌肉、咸鱼、咸菜等，这些食物中含有较多的二甲基亚硝酸盐，在人体内可以转化为二甲基硝酸铵，这是一种致癌物质，可以引起食管癌、大肠癌等多种恶性肿瘤。

（2）烧烤食品：比如人们很喜欢的烤羊肉串、烤牛排等。这些食物中由于烧烤时沾染了大量的碳燃烧物，而且这些食物中很多烧焦的成分都含有较多的致癌物质。

（3）熏制食物：如熏肉、熏鱼等，这些食物的制作过程类似烧烤过程，熏制使用的烟雾会将大量致癌物质附着于食物上。

（4）油炸食品：油炸食物时可产生致癌物；油炸食物时使用的油，如果多次高温使用也会产生致癌物质。

（5）霉变的食物：这些食物中含有黄曲霉菌产生的毒素，黄曲霉毒素是世界上最强的致癌物质。

（6）重复烧开的水：有些家庭把做馒头的蒸锅水又拿来煮粥，还有些家庭把头天没有喝完的暖水瓶中的水再次加热来饮用。这些做法都不科学，因为反复烧开的水也会产生致癌物质。

230. 营养支持有什么作用？

营养支持是综合治疗不可缺少的重要组成部分。根据疾病的病理生理特点，给患者制订各种营养支持方式，以达到辅助治疗和辅助诊断的目的。以增强机体抵抗力，促进组织恢复，改善代谢功能，纠正营养缺乏。营养支持包括饮食营养和肠内、肠外营养。

231. 肠内营养和肠外营养有什么不同，哪种方法营养好？

肠内营养系采用经口、鼻饲等方式经过胃肠消化吸收获得人体需要的营养物质。肠外营养也称静脉营养，系指经静脉将营养素输入人体内。能输入人体内的营养素有葡萄糖、氨基酸、蛋白质水解物、矿物质、微量元素、维生素和脂类等。

只要患者能进食，应尽量采用肠内营养方式给予营养。肠内营养方法完全符合机体生理消化过程。肠外营养尽管补充了营养以满足机体生理需求，但长期使用肠外营养，会造成肠屏障功能低下，导致感染等并发症发生。

232. 肠内营养输注方式有哪些？

肠内营养可以经过口服、鼻饲和胃、肠造瘘方式给予。

233. 肠外营养输注方式有哪些？

肠外营养是经静脉输注给予人体需要的营养物质。经外周静脉的肠外营养途径、经中心静脉的肠外营养途径、经中心静脉置管皮下埋置导管输液营养的输注可分为周围静脉置管与中心静脉置管两种途径。中心静脉置管又分为经外周穿刺置入中心静脉导管、直接经皮穿刺中心静脉置管、隧道式中心静脉置管三种方式。

234. 什么是营养素？有什么功能？

营养素是用来满足机体的正常生长发育、新陈代谢和日常活动的需要的物质。包括蛋白质、脂类、碳水化合物、维生素、矿物质、膳食纤维和水。

营养素的功能是为了满足人体需要的能量、构成人体组织和器官，维持正常生长发育、新陈代谢和各种生命活动。

235. 什么是膳食纤维？有什么作用？

膳食纤维是指来源于植物的不被小肠中消化酶水解而直接进入大肠的多糖和极少量木质素类物质。又分为可溶性的膳食纤维（果胶、树胶和植物多糖等）和不可溶性膳食纤维（纤维素、木质素和半纤维素等）。膳食纤维来源于谷类纤维、燕麦纤维、番茄纤维、苹果纤维、魔芋葡聚糖纤维、抗性淀粉等。

可溶性膳食纤维可减缓葡萄糖在小肠吸收、降低血清胆固醇、延缓胃排空等的生理功能。

不可溶性膳食纤维可增加粪便的重量、刺激肠蠕动、减少粪便的平均通过时间的生理功能。

236. 肿瘤患者需要忌口吗？

所谓忌口是指由于治疗的需要，要求患者不吃某些食物。忌口的说法与缺乏有效的治疗方法有关，肿瘤至今还缺乏完全有效治疗方法，因此在肿瘤治疗上，仍有多数患者重视忌口。应根据不同患者和病情而定，并非所有肿瘤患者都要忌口，而是应少食、清淡饮食，而不是伤食即不要过量饮食。

237. 补品有抗肿瘤作用吗？

目前了解一些补品与抗肿瘤作用有关：

（1）冬虫夏草的主要成分是蛋白质，含有丰富的游离氨基酸、多糖、微量元素、维生素B_{12}、冬虫夏草素等。虫草具有良好的免疫调节功能，对骨髓造血功能及血小板的生成有促进作用，这对减轻放、化疗的毒副反应是有好处的。

（2）香菇中提取的香菇多糖可提高免疫功能，促进白细胞介素 –2 和肿瘤坏死因子的生成，提高体内超氧化物歧化酶活性，这些作用对保肝降脂、延缓衰老有益。香菇中含有一种"β-葡萄糖苷酶"，这种物质可促进机体的抗癌作用，因此有人把香菇说成防癌食品。

（3）灵芝中含有丰富的有机锗，对预防肿瘤有一定作用，也是良好的免疫增强剂。放、化疗的肿瘤患者服用灵芝，可以增强骨髓细胞蛋白质及核酸的合成，保护骨髓功能，减少化疗药物及射线对骨髓的损害，从而提高细胞免疫功能及外周血中白细胞的数量。

（4）人参中含有人参皂苷、人参多糖及多种氨基酸、多肽等，可明显提高细胞免疫功能，调节机体免疫失衡状态。肿瘤患者服用人参有三大益处：一是人参皂苷、人参多糖、人参烯醇类及人参挥发油的抑瘤作用；二是人参三醇及人参二醇对X线照射引起的损伤及骨髓抑制有一定的缓解作用；三是人参对增强体质及中晚期肿瘤患者的扶正支持作用，对维护和提高其生活质量是有益的。

（5）枸杞子提取物可促进细胞免疫功能，增强淋巴细胞增殖及肿瘤坏死因子的生成，对白细胞介素-2也有双向调节作用。

（6）银耳具有提高机体免疫功能的效果，肿瘤患者外周血T淋巴细胞减少，活性降低，多吃银耳会提高免疫细胞的功能。

（7）海参提取物刺参酸性黏多糖注射入小鼠腹腔，对小鼠接种的肉瘤、黑色素瘤、乳腺癌等瘤株有抑制作用。对放射性损伤的小鼠骨髓有保护作用，促进造血功能，表现为骨髓有核细胞增多，脾重量上升。

（8）鳖甲可以提高细胞免疫功能，抑制肿瘤。

（9）大枣含有丰富的环磷酸腺苷以及有丰富维生素可促进造血，提高机体免疫力。

238. 哪些蔬菜、水果具有抗癌防癌作用？

（1）大蒜素可抑制致癌物质亚硝胺在胃内的合成，大蒜含有丰富的硒和锗，是预防肿瘤的重要成分。

（2）西红柿中含有番茄红素是一种抗氧化剂，可抑制某些可致癌物的氧化自由基，防止癌的发生。西红柿还含有谷胱甘肽，具有推迟细胞衰老、降低恶性肿瘤发病率的作用。

（3）木瓜蛋白酶有多种功能，将其注射到肿瘤组织中，有一定抑瘤作用。木瓜中所含的木瓜素可以调理脾胃，促进消化，对脾湿碍胃引起的消化不良及放、化疗引起的消化道症状有一定治疗作用。

（4）包心菜（圆白菜）含有较多的维生素 E，可以提高免疫功能，增强抗病能力。此外，其还含有多种分解亚硝胺的酶，可抑制致癌物亚硝胺的致突变作用。包心菜中含有微量元素钼，在清除致癌物的作用中，钼元素是重要因素之一。包心菜属于十字花科植物，可以诱导芳烃羟化酶的活性，从而分解致癌物多环芳烃，可以降低胃癌、大肠癌的发生。此外，其还含有多种氨基酸以及胡萝卜素、维生素 C，对提高细胞免疫功能有作用，对肿瘤患者、年老体弱者及多数慢性病患者都很有好处，是欧美餐桌上"主菜"之一。

（5）山楂中提取的黄酮类化合物具有较强抗肿瘤作用，多酚类化合物有阻断致癌物黄曲霉毒素的致癌作用，从而防止实验性肝癌的形成。山楂有一定的补益作用，还可增强 T 淋巴细胞的免疫功能，延长荷瘤小鼠的生存时间。

（6）大枣含有丰富维生素可提高机体免疫力。

（7）甘蓝中含有吲哚、萝卜硫素、异硫氰酸盐等。萝卜硫素抗癌效力最强，异硫氰酸盐是一种具有阻断和抑制两种作用的物质。而且它们还可诱导解毒酶，并可抑制细胞向癌变发展。吲哚及其衍生物可对癌形成有抑制作用。

（8）红薯含有丰富的 β - 胡萝卜素，是一种有效的抗氧化剂，有助于清除体内的自由基，具有抗癌效应。另外，红薯是高纤维素蔬菜，对防治大肠癌有显著功效。红薯还是理想的减肥食品，它含热量非常低，只是一般米饭的 1/3，因含有丰富的纤维素和果胶可以阻止糖转化为脂肪的特殊功能。

（9）南瓜中含有一种可分解致癌物亚硝胺的发酵素，可以消除亚硝胺致癌作用，减少消化系统癌症发生。

（10）无花果中活性成分能抑制癌细胞的蛋白质合成，使癌细胞失去营养而

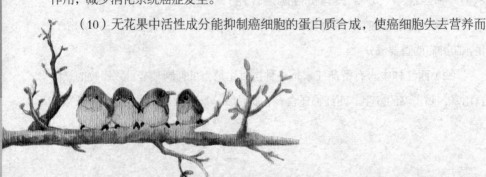

死亡。具有抗癌、防癌、增强人体免疫功能的作用。

（11）酸梅可增强白细胞的吞噬能力，提高机体免疫功能，有一定的抗肿瘤作用。

（12）苹果有很强的抗氧化能力，防止自由基对细胞的损伤，具有防癌作用。

（13）茄子是癌症的"克星"。它有防止癌细胞形成作用。茄子中提取龙葵素可治疗胃癌、唇癌、子宫颈癌等。

（14）芦笋含有特别丰富的组织蛋白，可以防止癌细胞扩散和抑制癌细胞生长。

（15）芹菜含有丰富的抗氧化剂，且颜色越深，抗癌效果越强。芹菜还有降血压作用。芹菜含有大量纤维素，可预防大肠癌。

（16）菠菜含有 β-胡萝卜素和叶绿素，它们多具有抗氧化作用，可预防癌症发生。

治疗篇

239. 肿瘤患者营养不良常见症状有哪些？如何解决？

最常见症状是厌食，还可有味觉迟钝、口干、吞咽困难、腹胀、便秘、腹泻、食管炎和肿瘤恶病质状态等。

厌食可通过心理调整和改进食物加工方法来减轻症状。

味觉迟钝者可少量多餐，多食水果、蔬菜，增加食物色泽和香味。

吞咽困难者，如症状不严重，可进软食，但不要进流食，以免造成食物吸入呼吸道。症状严重者，可采用管饲或肠外营养。

出现腹胀者，可少食多餐，餐后多活动，避免吃产气食物。

便秘是由于食入膳食纤维少、活动减少和使用麻醉药品有关。应多食纤维类水果、蔬菜。

腹泻因化疗、腹部放疗或肠道手术所致。应调整饮食，吃含纤维素多的食物，少吃刺激性食物。

恶病质是肿瘤晚期表现，应改善患者营养方式，提高生命质量。

240. 癌症预防和患癌后如何营养？

大量研究证明，饮食与癌症密切相关。健康的饮食在一定程度上可以预防疾病的发生，包括癌症。那么对于癌症预防和患癌后如何营养，建议丰富饮食，而不是迷信某一种或几种食物，那反而会出现营养素的缺乏。

饮食原则为：五谷杂粮，肉蛋奶菜，花样丰富，均衡膳食。具体参照中国营养学会推荐的膳食指南：①食物多样，谷类为主，粗细搭配；②多吃蔬菜、水果和薯类；③每天吃奶类、大豆或其制品；④常吃适量的鱼、禽、蛋和瘦肉；⑤减少烹调油，吃清淡少盐膳食。

241. 如何选择富含维生素的食物？

对于癌症预防或保健，推荐多吃新鲜蔬菜和水果。蔬菜、水果中不但含有丰富的抗氧化剂，如类胡萝卜素、维生素C、维生素E等，还含有植物化学物质，包括萜类化合物、有机硫化合物、类黄酮、植物多糖等。这些植物化学物质具有抗氧化、调节免疫力、抑制肿瘤等作用。有充分证据表明蔬菜和水果能降低口腔、咽、食管、肺、胃、结直肠等癌症的发病风险。

常见维生素、微量元素、宏量元素含量丰富的食物表

维生素	食物来源
维生素C	鲜枣、柑橘类、刺梨、木瓜、草莓、芒果、西兰花
维生素A	动物肝脏、甘薯、胡萝卜、菠菜、芒果
维生素B_1	猪里脊肉、绿茶、糙米、花斑豆、烤土豆
维生素B_2	玉米、紫米、黑米、大麦、菠菜、鸡肉、鲑鱼
维生素B_3	鸡肉、金枪鱼、牛肉、花生
维生素B_{12}	牡蛎、螃蟹、牛肉、鲑鱼、鸡蛋
叶酸	菠菜、橘子、莴苣、生菜
维生素D	蛋黄、动物肝脏、鱼类、强化牛乳
维生素E	坚果类、植物油类、鹅蛋黄、木瓜
铁	猪肝、鸡肝、牡蛎、牛肉、什锦豆类
硒	坚果、猪肾、金枪鱼、牛肉、鳕鱼
锌	牡蛎、小麦胚粉、山核桃
钙	酸奶、奶酪、牛奶、沙丁鱼、豆干、黑芝麻
钾	香蕉、黑加仑、龙眼、小麦胚粉、豆类、干银耳、紫菜

复查与预后篇

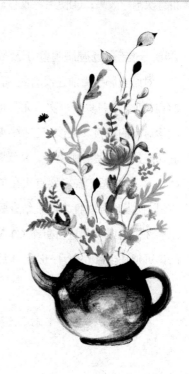

242. 影响结直肠患者预后的主要因素有哪些?

在诸多影响结直肠癌预后的因素中,肿瘤分期最为重要。其他因素包括:性别(女性好于男性)、年龄(老年人好于年轻人)、病理组织学类型和分化(分化程度越低、恶性度越高,预后越差)、癌基因与抑癌基因表达等。另外,结直肠癌患者是否及时、正规接受了根治性手术、化疗、放疗等治疗也是影响预后的重要因素。

243. 结直肠癌患者治疗后为什么要进行定期随诊?

根治性手术后的结直肠癌患者,其中30%~50%会出现复发,复发可能是局部性的,区域性的或转移,或者三者均有。定期随诊可以监测术后情况,早期发现复发、转移和同时性肿瘤,以便争取提高再行根治性手术的机率。

244. 对结直肠癌术后患者随诊的目的有哪些?

①早期发现肿瘤的复发病灶及异时性多原发癌;②术后并发症的处理;③评价首次治疗效果;④使患者放心、消除疑虑,改善生活质量,提高生存率。

245. 对结直肠癌患者随访及复查哪些内容?

对结直肠癌目前还没有统一的随访方案,一般临床上常用的方案为:①术后2年内每3个月复查一次,尤其是第一次复查应在术后3个月进行,可作为以后随诊对比的资料。随诊应包括:病史、查体、血清癌胚抗原(CEA)、血常规、肝功能测定,便潜血检查,X线胸片、腹部B超(肝和腹膜后淋巴结)、腹盆腔CT、盆腔B超扫描。②首次在半年内复查结肠镜,其后每年进行一次结肠镜检查,以便发现异时性多原发结直肠癌或吻合口复发,中间可加一次钡剂灌肠造影。术后3个月或半年进行首次CT复查,其后每年一次CT检查。③术后2~5年,随诊可延长至每6个月一次,术后5年可一年一次。

246. 直肠癌术后局部复发有哪些临床表现？

直肠癌的局部复发主要表现为：排便规律、排便性状改变，如又出现血便、黏液血便或脓血便、腹泻、排便次数增多或排便困难、便条变细；骶神经丛刺激症状，如会阴部、骶尾部疼痛坠胀感，并可向臀部或下肢放射；直肠指检可及肿块；会阴部肿胀、肿块；肿瘤侵及膀胱和前列腺时出现尿频、尿急、血尿等症状。

247. 直肠癌手术后局部复发的治疗手段有哪些？

（1）各种形式的手术治疗，如吻合口复发后的腹会阴联合切除术；会阴或盆腔肿块的局部扩大切除术；同时切除盆腔受侵脏器（子宫、阴道、膀胱、前列腺等）的后盆腔切除术或全盆腔切除术；解决梗阻的结肠造口术等。也可在先做放疗和或化疗后再手术切除。

（2）盆腔放射治疗。

（3）化学治疗。

（4）其他：如盆腔介入治疗、射频治疗、粒子植入等。

248. 结直肠癌远处转移，容易转移到哪些脏器？

结直肠癌最常见的转移脏器包括：肝、肺、卵巢、腹膜、腹腔盆腔区域外淋巴结、骨等。所以，复查时要特别注意这些部位。

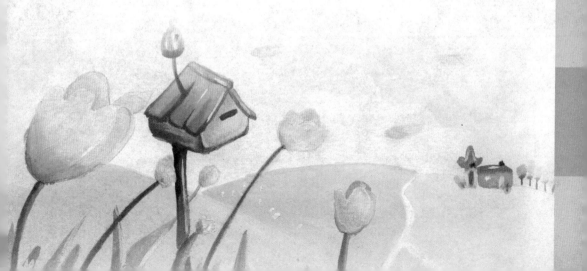

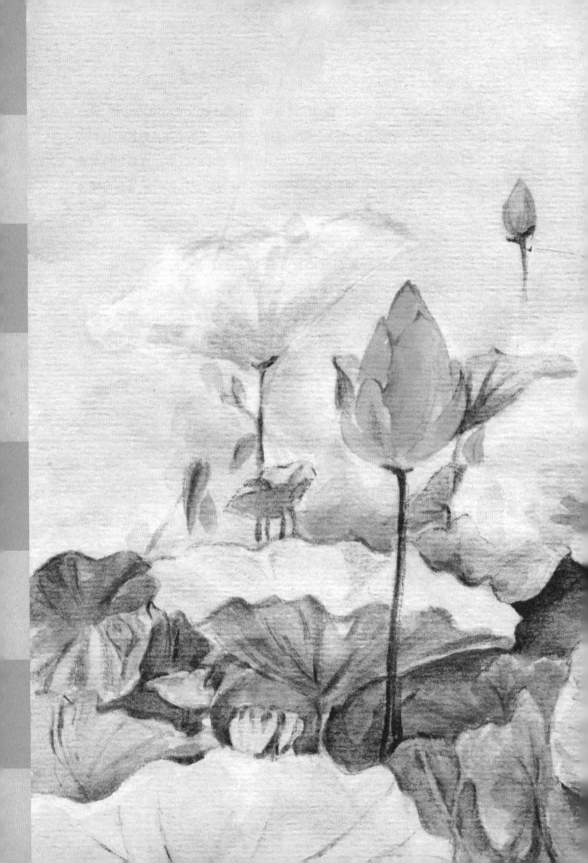

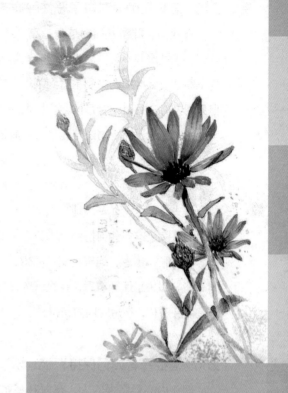

心理调节篇

249. 怎样正确面对得了恶性肿瘤的事实?

在我国，肿瘤发病率越来越高，已逐渐超越了心脑血管疾病的发病率，所以，得了肿瘤并不奇怪。与此同时，随着科学技术的不断发展和人们对肿瘤知识的不断普及，肿瘤的控制率得到了很大的提高。虽然肿瘤对人的身体危害极大，但只要及时进行科学合理的治疗，很多患者都可以达到长期生存或治愈的目的。美国国家癌症研究所的统计显示，目前恶性肿瘤的总体5年控制率已达60%，尽管有些肿瘤的控制率仍很低，但相当多的肿瘤治疗效果都有了很大提高，这是医学发展对人类的巨大贡献。一旦确诊恶性肿瘤后，患者和家属一定要镇静，千万不要惊慌失措，全家人安静地坐下来商讨一下，共同寻找正确的解决方案。如选择就医的医院、家属如何协助、手头事情的安排、治疗时间的保障、付费方式的选择等。紧张、焦虑、绝望、胡思乱想、盲目乱投医只会耽误治疗时机，加重患者的病情。罹患恶性肿瘤后，首次就医最好选择市级肿瘤专科医院或三级甲等综合医院的肿瘤科，在短时间内获得科学、合理的治疗方案及预期疗效。

250. 癌症患者如何保持积极、乐观的心态?

即使内心很坚强的人，在面对突如其来的疾病时，都不可避免地会出现心理的波动，无论是在确诊疾病时的怀疑与恐惧，还是在治疗和康复中的困惑与无助，这些都是正常的心理过程。但不良情绪的郁结不散，会严重影响身体的康复。因此，患者需要有意识地进行自我心理调节，来改善内心的痛苦。如适当地进行自我宣泄，患者可以向家人、朋友、医护人员诉说，相信大家都会理解，共同帮助分担。而不应该将不良情绪埋在心底，个人忍受。患者要坚定战胜疾病的信念，并且不断暗示自己与其他人一样，是个"健康人"进行自我鼓励；通过深呼吸、冥想、听舒缓音乐等方式来放松自我的心情，感受宁静与平和；在身体允许的情况下，选择自己喜欢的文体、娱乐活动，如太极、瑜伽、跳舞、读书、旅游等，适度的锻炼是缓解心情的好方法，往往会收到意想不到的效果。以"过好每一天"的态度来应对疾病，努力让自己活在当下，既不后悔昨日，也不预测明天，坚强、愉悦的过好每一天。积极、乐观、向上的心态，将是战胜病魔最有力的武器！肿瘤恶性程度很高而最后治愈的例子不计其数。

251. 患者如何能尽快回归家庭、回归社会?

在经过一段时间的治疗后，疾病或是治愈、或是进入一个稳定的状态，患者就会面临下一个问题，即如何将"患者"这个角色顺利转变回"爱人"、"父/母"、"子/女"、"同事"等角色。患者可能会闷在家里怕见人，也怕跟人聊有关疾病的话题，别人太关心会觉得是可怜，不关心又会认为别人冷漠。而这种固守自封的状态会让患者越发孤独，甚至还会增加恐惧感，这对康复是大大不利的。患者应该试着去敞开心扉，首先从与伴侣、亲人、朋友倾谈开始，对亲朋好友说出心中的希望与恐惧，这种沟通能够获得理解与支持，回归到家庭爱的怀抱中。接下来，患者应该主动走进社会，可以参加一些团体活动，如病友俱乐部、兴趣爱好俱乐部等，抗癌明星的榜样作用、与病友间的沟通与交流、丰富的文体活动等，这些社会支持都会减少孤独与恐惧感。再加上善于进行自我心理调节，患者就可以逐步回归到正常的生活中去，并且拥有积极、向上、乐观的生活态度。

252. 如何能以平常心面对复查?

有的患者出院后不愿到医院接受复查，大有"我与癌症一刀两断"的感觉，而这其实是一种逃避心理，害怕疾病的复发与转移，不愿、不想、也不敢去面对，只是一味地躲避。但是不到医院复查，一旦身体出现问题就会错过最佳的治疗时期，失去挽救生命的机会，那将追悔莫及。因此应勇于面对疾病，认识到复查也是今后身体康复必需经过的一个阶段，既然治疗已经有了好的效果，就要善始善终，将复查进行到底。

而复查前后的心理波动，又是很多患者面临的另一大难题。有的患者每当要去医院复查前都会万分紧张与焦虑，害怕真的复发了，那种恐惧与不安再次萦绕心头，挥之不去，直至复查结果显示一切正常。那么，除了进行自我心理调节外，患者还可以尝试来放松自己，什么都不想，只是尽自己最大的努力做好当前的事，这样可以在复查前后获得一些内心的平静。如果这些方法都不能缓解患者的紧张、焦虑，甚至是失眠等症状时，应当到正规的心理门诊就诊。

心理调节篇

253. 肿瘤复发了怎么办?

恶性肿瘤是一种慢性疾病,复发的原因有很多,除了肿瘤本身的原因,患者可以控制和调整的是自己的心态和情绪。逃避、恐惧只能是暂时的,没任何帮助。在发现肿瘤复发、转移时,悲观、失望等负面的情绪,反而会对疾病的预后十分不利,吃不好、睡不着,精神状态不好,身体状况差,抵抗力下降,都会导致恶性循环。复发、转移不等于死亡,采取积极的态度,把有限的精力集中在积极解决现有的问题上,继续与肿瘤作斗争,往往会得到想不到的效果。

254. 如何应对失眠?

针对不同失眠情况,应采取不同的措施。

(1)做好睡觉前的工作:睡觉前的准备应因人而异,对于疼痛的患者给予镇痛剂,恶心、呕吐患者给予止吐药,对睡前有特殊嗜好的,如喝牛奶、喝饮料,应给予满足,有条件者可以做身体按摩。

(2)住院患者很常见的失眠情况是睡眠时间颠倒了,就是白天输液时睡觉,晚上睡不着,这种情况下首先要建立健康的睡眠习惯。

(3)一过性失眠(不是一贯失眠)的患者,一旦导致失眠的原因消除,症状即可缓减或消失,这种情况下,不需要用药物治疗;或者在医生的指导下服用小剂量快速排泄的安眠药一两天,可能可以了。

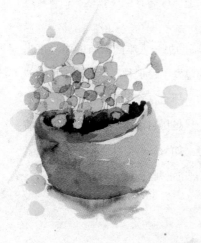

(4)短期失眠的患者可通过心理治疗,解除紧张因素,改进适应能力。避免白天小睡,不饮用含咖啡因的饮料,睡前散步或饮用适量的温牛奶等对改善睡眠都有帮助。也可以在医生的指导下短期服用安眠药物。

(5)慢性失眠的患者,应咨询相关的专家,需要经过专门的神经、精神和心理等方面的评估、调整。

255. 患者如何克服对死亡的恐惧？

其实，癌症不过是一种慢性病，只是程度较为重些罢了。带癌生存数年、数十年的人不在少数，恢复痊愈的也有。癌症的治愈，除了医生和药物外，更主要的是要靠自身的抵抗力、免疫力和自愈力。如果一听是癌症就忧心忡忡，恐惧死亡，反而会影响自身的免疫力，甚至加重病情。如果安然处之，放下心来，保持精神生命和自然生命良性互动，病情反而会减轻，恢复和治愈的可能会更大。首先自己要有希望，才会有希望。

退一万步说，人生自古谁无死？一位哲学家说得好：每个人都是"不按自己的意愿而生，又违背自己的意愿而死"。生命有始有终，有出生，就有死亡，生命的周期不可逾越，每个人都要走完自己的人生。生命的最后一程怎么走完，往往也是身不由己。不如我们顺其自然，放松下来。有一位患者，她得知自己患了癌症之后，还活跃在大学的讲坛上。她战胜了自己，坦然面对，在课堂上向她的学生告别，发表了一篇"变暗淡为辉煌"的留世之作，人人敬仰。还有一位患者，几次病危，几次住进重病监护室。朋友们干脆就在这个时候把挽联和悼词先念给他听了。活着的时候就看见自己的"盖棺定论"，也算是人生一件幸事。而且，生命达到了一种超然自逸的境界，这是生命的一种智慧。是的，生命的最后一程，既然人人不可避免，又为什么要恐惧呢？何不走得平和点儿？何不走得潇洒些？何不走得有尊严呢？

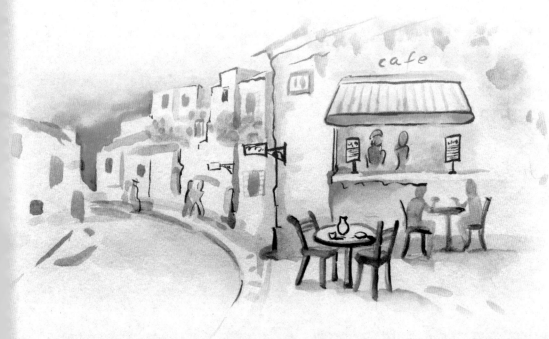

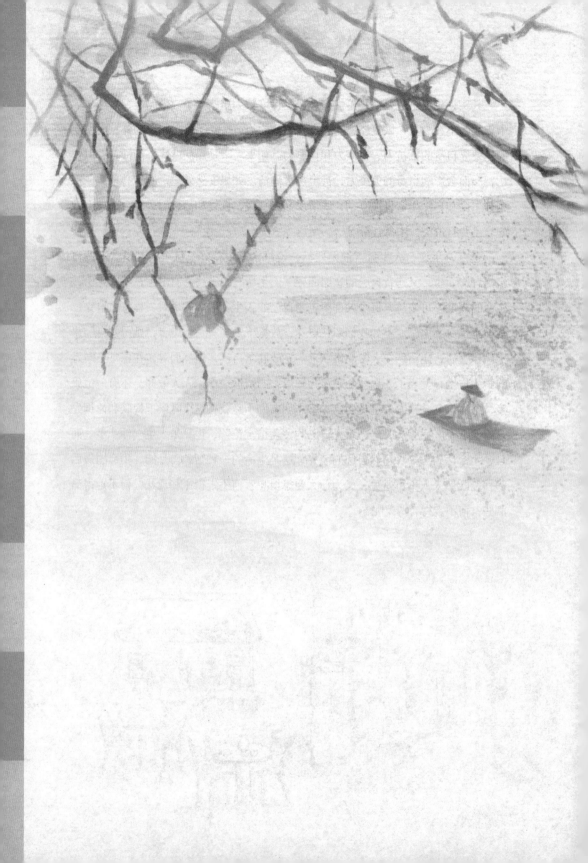

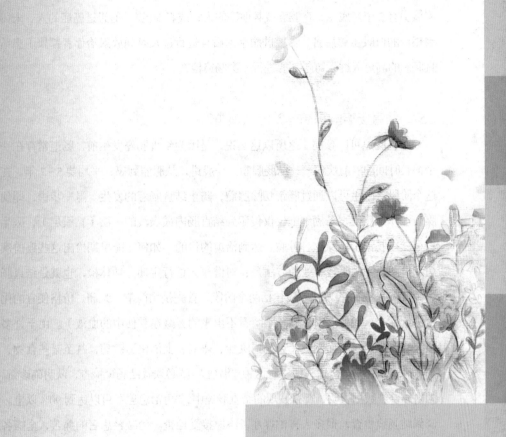

预防与体检篇

256. 哪些人群更应该接受结直肠癌筛查?

发达国家对 50 岁以上人群每年都进行一次肠镜检查。建议:对曾患过结直肠肿瘤的患者、患溃疡性结肠炎 10 年以上不愈的患者;胆囊切除以后 10 年以上的人、家族中有 2 个亲属患结直肠癌或其他癌的人;或者 50 岁以前患过癌症的人、未得到根治的血吸虫病患者、盆腔肿瘤手术后且进行过长时间放射治疗者都属于患结直肠癌的高危人群,每年都要进行一次肠镜检查。

257. 结直肠癌能预防吗? 怎么预防?

结直肠癌可以预防。之所以这么说,是因为结直肠癌发生前,肠道常存在一个很长时间的癌前疾病——结肠腺瘤。一般讲,从腺瘤到癌,平均要 5~7 年。在这个阶段,医生可以通过肠镜切除腺瘤,防止结直肠癌的发生。退一步讲,即便腺瘤已开始癌变,若癌细胞仅仅侵犯到结直肠内最表浅的一层(黏膜层),医生也可以在肠镜下切除这种肿瘤,达到治愈的目的。如何才能早期检出这些癌前疾病和早期癌呢? 比较有效的方法是:对健康人进行定期专项体检,也就是结直肠癌"普查"。普查的方法一般包括两个阶段,首先是用简单、无痛、价格便宜的化验进行筛查,如便潜血试验(眼睛看不出来的,藏在粪便中的血液)。由于许多原因都可以引起潜血阳性(如肠道炎症、痔疮、上消化道疾病,甚至某些食物、药物等),故一旦查出粪便中有这种"潜血",就必须做结肠镜检查,以明确诊断。国内外普查数据表明,普查发现的结直肠癌中,"可治愈癌"可以达到 90% 以上。谈到结肠镜检查,很多人害怕疼痛,不愿接受检查。为减轻患者的痛苦,全国各大医院都已实施无痛肠镜检查,可减轻患者的痛苦。

258. 什么是结直肠息肉?

结直肠息肉是指肠腔内黏膜表面的隆起病变,大多见于直肠和乙状结肠。一般来说结肠息肉很常见,发病率随年龄增长而逐渐增高,而且也具有一定的恶变倾向,恶变率大约为 10%。结直肠息肉可以单发,也可以多发。结直肠息肉只是一个统称,从病理上可分为:

(1)腺瘤性息肉:包括管状、绒毛状及管状绒毛状腺瘤,此种息肉发生癌变的概率较大，尤以绒毛状为著，被称为癌前期病变。

（2）炎性息肉：包括溃疡性结肠炎、克罗恩病、血吸虫病等炎性肠道疾病所致的息肉。

（3）错构性瘤：幼年性息肉及色素沉着息肉综合征。

（4）增生性息肉：又称化生性息肉。

后三种息肉统称为非肿瘤性息肉，几乎不发生癌变。

259. 结直肠息肉会癌变吗？

部分结肠息肉在某些因素的长期刺激下有一定的癌变倾向，但不是所有的结直肠息肉都会癌变，不同种类的结直肠息肉，癌变机会有大有小：

（1）腺瘤性息肉：包括管状腺瘤和绒毛状腺瘤，是一种癌前病变，特别是大于 2cm 的腺瘤性息肉发生癌变的机率很高。

（2）错构瘤性息肉：最典型的病例是 P-J 综合征患者消化道内的息肉，一般认为癌变机率很小。

（3）炎性息肉：又称假息肉。常继发于结肠各种炎症性疾病，如溃疡性结肠炎、缺血性肠病和肠结核等，一般认为这类息肉不会发生癌变。

（4）增生性息肉：又称化生性息肉，比较多见，一般不会发生癌变。

260. 有什么方法检查、诊断结直肠息肉？

（1）X线钡剂灌肠虽能通过钡剂的充盈缺损敏感地发现结直肠息肉，但对病变常常不能正确分类和定性。内镜检查不仅可直视下观察结直肠黏膜的微细病变，而且可通过组织活检和细胞学刷片检查而确定病变的性质，因此是发现和确诊结直肠息肉的最重要手段。

（2）内镜检查发现的息肉均须作活组织检查，以了解息肉的性质、类型以及有无癌变等。小的或有蒂息肉可用活检钳或圈套器电切摘除后送验，大的或广基的息肉则往往只能行钳取活检。

（3）由于同一腺瘤中，不同部位的绒毛成分量及不典型增生程度往往不一，所以钳取活检处病变并不能完全代表全貌。活检处无癌变亦不能肯定腺瘤其他处无癌变。因此腺瘤的不典型增生程度及有无癌变往往需切除整个肿瘤，仔细地切片检查后方能确定。钳取活检病理结果仅可供参考，但并非最后结论。临床上这种术前钳取活检的结果与术后病理诊断不一的情况在绒毛状腺瘤中相当常见。如有文献报道了1140例绒毛状腺瘤中，术前钳取活检为良性，而术后证实癌变的可达23%~80%，临床医生对腺瘤钳取活检在诊断中的这种局限性必须有所了解。

目前治疗内镜已取得了较大进展，即使一些较大的息肉亦能在内镜下予以切除，因此给息肉病理活检提供了方便。对于摘除的息肉常要求包括蒂部的取材，以全面观察息肉的组织学形态。对于结直肠腺瘤，目前主张进行全瘤病理检查，以明确不典型增生程度，避免遗漏恶变。对于复合性息肉，由于它们不少是和腺瘤共存的，因此应进行多瘤病理检查，特别是对多部位和老年患者。即使不能做到每一个息肉都进行病理检查，也应对各个部位有代表性的息肉取材活检，以发现复合性息肉，特别是具有恶变潜能的腺瘤。

261. 治疗结直肠息肉常用的方法有哪些？

结直肠息肉的治疗是发现息肉后即行摘除。在内镜技术发展以前，结直肠息肉的治疗主要是开腹手术或经肛门切除，创伤较大，也给患者带来较大的痛苦。目前，随着结肠镜技术的不断发展，内镜下摘除结肠息肉可以说已经成为治疗结直肠息肉的"金标准"。根据息肉的形态、大小、数量及蒂的有无等，分别采用不同的方法进行治疗。

（1）高频电凝圈套切除法：主要适用于有蒂较大的息肉。

（2）活检钳除法：主要用于单发小息肉，既简便易行又安全可靠，还可以送活组织进行病理检查。

（3）黏膜切除法：主要用于无蒂的扁平息肉或早期癌。

（4）分块、分期摘除法：如果息肉较大，无法一次性切除，可以采用分块电切的方法将息肉逐步切除；如果息肉数量较多，若无法一次全部切除，则需要定期进行分次电切治疗。

对内镜下无法切除的，则需施行外科手术治疗。

262. 家里有人患癌，家属会得癌吗？

患者家属在照顾患者的同时，往往也会想自己是否也会得癌呢？通过亲属的患病，常常提醒了家属和亲朋好友对健康和患癌风险的关注。

从时间上讲，癌症的发生是一个长期的过程；从原因上讲，癌症的发生是遗传因素与环境因素长期相互作用的结果，也就是先天因素和后天因素共同作用的结果。对于一般常见的癌症，如果直系亲属患癌，其后辈因为与患者有一定的共同遗传背景，患癌的机率略有增加。但在癌症发病的过程中，后天因素起着更大的作用。因此，在亲属患癌后，家属一方面应该进行全面的防癌体检，另一方面要了解预防癌症的知识。

癌症预防通用的原则有：戒烟限酒、均衡饮食、保持合适的体重、心情愉快。

263. 结直肠息肉可以预防吗？

首先，应该养成良好的饮食习惯，多吃新鲜蔬菜和水果，增加膳食纤维的含量，减少有毒有害物质与肠壁接触的机会和时间，尽量少吃油炸、烟熏和腌制的食品。其次，养成良好的生活方式，增加体育锻炼，从而提高机体免疫力。最后，对于有结直肠息肉家族史及息肉史的人群应定期检查，以期早期发现息肉并及时处理。

264. 什么是结直肠癌的筛查？

筛查是用快速实验、检测的方法对未被发现的疾病或缺陷作出可能与该疾病有关的推断。筛查的目的有三个方面：①早发现、早诊断、早治疗；②研究疾病的自然史；③发现处于高危状态的地区或人群。

肿瘤筛查是通过特定的筛查方式对社区的"健康"人群进行定期和不定期的检查，发现可疑者或肿瘤患者，通过早期发现、早期诊断和早期治疗，使患者获得较好的预后和生存，是肿瘤二级预防的重要手段之一。具体在结直肠癌的筛查中，其目的则为在可以治疗或治愈的阶段发现结直肠癌，提高结直肠癌的早诊早治率。

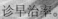

265. 目前我国早期筛查常用什么方法?

在美国或欧洲,结肠镜是结肠癌筛查的主要手段,对于没有结肠癌家族史的一般人群,50 岁以上即开始接受结肠镜筛查。有家族史的人群则从 40 岁开始接受结肠镜筛查。正是由于结肠镜筛查的开展以及结肠息肉的早期摘除,美国结肠癌发病率已呈下降趋势。这在我国目前还做不到,早期筛查更普遍采用便潜血检查(FOBT)的方法。

在结肠癌的诊断过程中,对于便血患者,无论是大量便血,还是便潜血阳性,其结肠癌发生率均较高,这些患者诊断为其他疾病的机率则较小。我国实行的筛查模式:主要采用便潜血检查(FOBT)、直肠指检、乙状结肠镜检查和全结肠结肠镜检查。

266. 哪些人应被列为结直肠癌发病的高危人群?

(1)一级亲属患结直肠癌史。

(2)本人有癌症史或肠息肉史。

(3)同时具有以下两项及两项以上者:慢性便秘、慢性腹泻、黏液血便、不良生活事件史(如离婚、近亲属死亡等)、慢性阑尾炎或阑尾切除史、慢性胆囊炎或胆结石史。

符合以上三个条件之一的人群,被列为结直肠癌发病的高危人群,是筛查工作的重中之重。

267. 便潜血试验在结直肠癌筛检和早期诊断中的临床意义是什么?

便潜血是最为常见的结直肠癌早期指标之一,但仅有 50% 的结直肠癌和 30% 腺瘤潜血试验阳性,便潜血试验免疫法特异性高,是一种比较简单、经济、无创、行之有效的检查方法,对结直肠癌的筛查和早期诊断有不可替代的作用。为提高便潜血检查(FOBT)的准确性和阳性检出率,应在粪便各处多点采样后统一由化验人员进行免疫法 FOBT 检测,共检测 2 次,每次间隔 1 周。

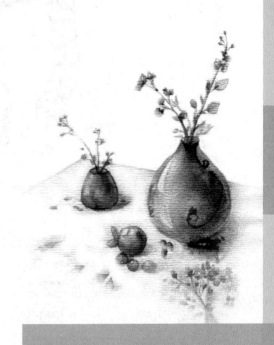

认识结直肠癌篇

268. 结直肠位于身体的哪个部位?

（1）结肠：是介于回肠和直肠之间的一段大肠，按其行程和部位分为升结肠、横结肠、降结肠和乙状结肠四部分，总长130~150cm。升结肠起始于回盲部，上行至肝右叶下方移行为横结肠，移行所形成的弯曲称为结肠肝曲，横结肠由结肠肝曲开始，至脾前端下极处延续为降结肠，弯曲处称为结肠脾曲。降结肠始于结肠脾曲，向下延续为乙状结肠。乙状结肠向下延续于直肠，呈乙状弯曲降入盆腔。

（2）直肠：位于盆腔后部，向上接乙状结肠，向下穿盆膈延续为肛管。如图所示。

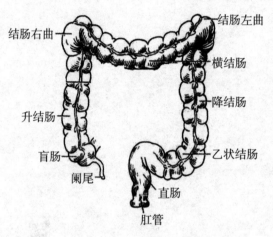

结直肠解剖示意图

269. 世界范围内及我国结直肠癌的发病率是什么样的?

结直肠癌是最常见的恶性肿瘤之一。根据IARC（国际癌症研究机构）公布的资料，2002年全球结直肠癌新病例占全部癌症的9.4%，发病率排位男性占第四位，女性占第三位，死亡病例相当发病数的一半。根据2005年对全国1/10人口进行调查发现，结直肠癌发病率以每年3.9%的速度递增。上海、北京等大城市的发病率增速已经远超西方国家。我国结直肠癌的发病年龄多在40~60岁，高峰在50岁左右，但30岁以下的结直肠癌患者并不少见。结直肠癌的中位发病年龄在中国比欧美提前约10年，且青年患者比欧美多见。

270. 检查发现肠道里有一个肿块，是不是得了结直肠癌呢？

不一定的，肠道的肿块可能是炎性病变，也可能是肿瘤，可能是良性肿瘤，也可能是恶性肿瘤。临床医生会根据影像学结果、临床表现、肉眼所见做出初步的倾向性的诊断，但需要取出一部分肿块组织进行病理检查后才能明确诊断。

271. 肠道里的肿块已经做手术切除了，为什么还要做病理检查呢？

手术前取出一部分肿块组织做病理检查称为活检，目的是明确肿块的性质，是良性、恶性或者是炎性，以便决定做什么样的手术。手术要切除有病变的肠管和周围的组织，还需要很多的信息，比如肿块的大小、类型，累及到了肠壁的哪层结构，和周围的组织有什么关系，淋巴结有没有转移，还有肿块切除是不是彻底等，这些都需要手术后做病理检查才能知道。而这些内容决定了肿瘤病变的严重程度，并且是临床医生制订术后进一步治疗方案以及判断患者预后的主要依据。

272. 结直肠癌对肠壁的结构有什么影响？和结直肠癌的严重程度有关系吗？

肠壁的结构从内向外分为四层：黏膜层、黏膜下层、肌层、浆膜或肠周脂肪。结直肠癌首先发生于最内层黏膜层，并向外层浸润性生长，破坏肠壁的结构。癌组织侵犯到了肠壁哪一层非常重要，这是肿瘤 TNM 分期中的 T 分期，肿瘤侵至黏膜下层为 T_1 期，侵至肌层为 T_2 期，侵至浆膜下或肠周脂肪为 T_3 期，侵透浆膜或累及周围其他器官为 T_4 期。

273. 哪些病变是结直肠癌的癌前病变？

黏膜上皮的异型增生是结直肠癌的癌前病变。结直肠本身如果有病变，如家族性腺瘤性息肉病、溃疡性结肠炎、克罗恩病等，黏膜上皮发生异型增生的概率就会大大增加，发生结直肠癌的概率也会明显增加。

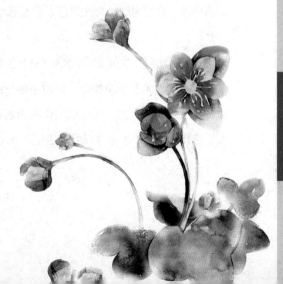

274. 什么是早期结直肠癌?

早期结直肠癌一般指癌组织局限于黏膜层或黏膜下层,并且没有淋巴结转移。

275. 术后做了病理检查就能知道肿瘤是不是已经扩散了吗?

肿瘤的扩散包括局部侵袭或区域的淋巴结转移和其他器官的远处转移。局部的转移病灶如局部淋巴结在切除肿瘤病灶时会同时切除,可以检查到,病理检查还能提供潜在转移的依据,比如存在脉管瘤栓。远处的转移灶主要靠影像学检查发现,如果可疑的远处转移病灶被切除,就可以通过病理检查来证实。

276. 结直肠癌的分化程度是怎么确定的?

一般来说,肿瘤组织分化程度越低,恶性度越高。结直肠癌是肠黏膜上皮来源的肿瘤,其分化程度的判断根据是肿瘤形成腺样结构的癌组织所占的百分率,腺管成分大于95%为高分化,50%~95%为中分化,5%~50%为低分化,小于5%为未分化。

277. 结直肠癌的组织病理学种类有哪些?

结直肠癌泛指发生于回盲部、升结肠、横结肠、降结肠、乙状结肠及直肠的恶性肿瘤。上皮来源的肿瘤称为癌,其中最常见的为腺癌,其次是黏液腺癌及印戒细胞癌,其余种类包括小细胞癌、鳞癌、腺鳞癌、髓样癌、未分化癌、类癌、混合性癌及其他。非上皮来源的主要包括脂肪瘤、平滑肌瘤、胃肠道间质瘤、平滑肌肉瘤、血管肉瘤、恶性黑色素瘤及恶性淋巴瘤等。

278. 结直肠癌术前病理诊断有什么意义?

结直肠癌术前肠镜检查,钳取小部分肿瘤组织进行活检,主要目的是确定肿瘤性质及组织学分类。活检组织诊断为癌者,根据肿瘤的部位以及影像学资料有助于选择合适的手术方案以及是否应用术前放、化疗,以期使患者获益最大。

279. TNM 分期中的英文缩写是什么涵义?

TNM 分期是国际上最为通用的恶性肿瘤分期系统,T 是肿瘤一词的英文首字母,代表肿瘤原发灶的情况。随肿瘤体积和邻近组织受累范围的增加,依次用 $T_1 \sim T_4$ 来表示。N 是淋巴结的首字母,代表区域淋巴结的受累情况。淋巴结无转移时,用 N_0 表示。随着淋巴结转移数目的增加,依次用 $N_1 \sim N_3$ 表示。M 是转移的首字母,代表肿瘤出现远处转移,通常指血行转移。没有远处转移者用 M_0 表示,有远处转移者用 M_1 表示。在此基础上,根据 T、N、M 三者的组合划分出特定分期。

280. 什么是临床分期?

根据首次治疗前的检查资料进行的肿瘤评价称为临床分期。这些检查资料包括体格检查、影像学检查、内镜检查、组织活检和手术探查等。临床分期在进行任何正式治疗前就应确定下来,并且不根据随后所获得临床检查结果再进行改动。在肿瘤治疗中,临床分期对选择和评价初次治疗方案十分重要。

281. 什么是病理分期?

病理分期是通过手术切下来的肿瘤标本进行病理组织学检查,证实肿瘤的侵袭范围,并结合术前影像学检查作出的分期。病理分期是对临床分期的进一步确认,如果临床分期与病理分期有差异,则以病理分期为准。病理分期确定了肿瘤的侵袭范围,是制订术后治疗方案的基础。如果病理检查发现肿瘤侵及淋巴结、邻近器官等,提示手术后容易出现局部复发或远处转移,因此,医生们一般会考虑手术后加用化疗、放疗等。当然,也可以根据病理分期的结果,大致推断治愈率的高低,医生同时根据病理分期建议患者治疗后需要采取的随访方案等,病理分期的标准与临床分期标准是一样的。

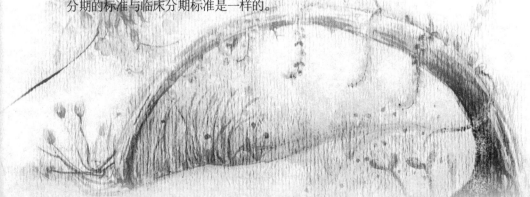

认识结直肠癌篇

282. 结直肠癌的分期是什么样的？

癌症分期手册（AJCC）第 7 版的结直肠癌 TNM 分期

分　期	标　准
原发肿瘤（T）	
Tx	原发肿瘤无法评估
T_0	无原发肿瘤的证据
Tis	原位癌：局限于上皮内或侵犯黏膜固有层
T_1	肿瘤侵犯黏膜下层
T_2	肿瘤侵犯固有肌层
T_3	肿瘤穿透固有肌层到达浆膜下层，或侵犯无腹膜覆盖的结直肠旁组织
T_4a	肿瘤穿透脏层腹膜
T_4b	肿瘤直接侵犯或粘连于其他器官或结构
区域淋巴结（N）	
Nx	区域淋巴结无法评估
N_0	无区域淋巴结转移
N_1	1~3 枚区域淋巴结转移
N_1a	1 枚区域淋巴结转移
N_1b	2~3 枚区域淋巴结转移
N_1c	浆膜下、肠系膜、无腹膜覆盖结肠 / 直肠周围组织内有肿瘤种植，无区域淋巴结转移
N_2	4 枚或以上区域淋巴结转移
N_2a	4 ～ 6 枚区域淋巴结转移
N_2b	7 枚或以上区域淋巴结转移
远处转移（M）	
M_0	无远处转移
M_1	有远处转移
M_1a	远处转移局限于单个器官或部位（如肝、肺、卵巢、非区域淋巴结）
M_1b	远处转移分布于一个以上的器官 / 部位或腹膜转移

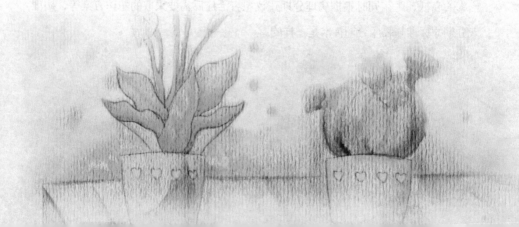

癌症分期手册（AJCC）第 7 版的结直肠癌分期

期　　别	T	N	M
0	Tis	N_0	M_0
I	T_1	N_0	M_0
	T_2	N_0	M_0
II A	T_3	N_0	M_0
II B	T_4a	N_0	M_0
II C	T_4b	N_0	M_0
III A	T_1~T_2	N_1/N_1c	M_0
	T_1	N_2a	M_0
III B	T_3~T_4a	N_1/N_1c	M_0
	T_2~T_3	N_2a	M_0
	T_1~T_2	N_2b	M_0
III C	T_4a	N_2a	M_0
	T_3~T_4a	N_2b	M_0
	T_4b	N_1~N_2	M_0
IV A	任何 T	任何 N	M_1a
IV B	任何 T	任何 N	M_1b

283. 什么是家族性结肠腺瘤性息肉病？

是因 APC 基因突变所致的一种常染色体遗传病，包括经典的家族性腺瘤性息肉病、Gardner 综合征、Turcot 综合征、轻表型家族性腺瘤性息肉病、遗传性扁平息肉综合征、遗传性侵袭性纤维瘤等六种疾病，由这些疾病恶变来的结直肠癌占结直肠癌的 1%~2%。

其中最常见的是经典的家族性腺瘤性息肉病。可以有多系统的广泛表现，特征性表现为多发性结直肠腺瘤性息肉，一般多于 100 枚，最多可达数千个，密布于结直肠黏膜，但息肉数目少于 100 个，有家族史也可确诊；如不经治疗，息肉的恶变率几乎 100%，有报道其中位恶变年龄 35~40 岁；可伴有肠外表现。肠外表现包括：上消化道息肉，如胃、十二指肠、胆道息肉；眼、软组织和骨骼表现，如先天性视网膜色素上皮增生，下颌骨骨瘤等；结直肠外肿瘤，如甲状腺癌、十二指肠癌、中枢神经系统肿瘤、膀胱癌、胆囊癌、肾上腺癌等。

284. 家族性结肠腺瘤性息肉病如何治疗？

手术是治疗家族性腺瘤性息肉病的首选和最有效的方式。但其治疗的最佳时机和年龄，目前存在争论，有人认为预防性手术应在20岁之前进行，但应该个体化对待，对息肉密集，数量多于1000个，或单个息肉大于1cm或已怀疑息肉恶变者，应在诊断后尽快手术，对不愿立即接受手术者，应严密监测，定期接受结肠镜检查，以免延误治疗，发生癌变，治疗时间最好不要超过30岁。术式有以下几种：全结肠切除，回肠直肠吻合术；全结肠切除直肠黏膜剥除回肠储袋肛门吻合术；全结直肠切除，回肠储袋肛管吻合术；全结肠直肠切除，回肠造瘘术。各种术式各有优缺点和适应证，可以根据具体情况个体化应用，但原则是尽可能切除所有的息肉，并保留器官功能。

285. 什么是遗传性非息肉病性结直肠癌？

这是一种常染色体显性遗传的家族性肿瘤综合征。其特点是：具有明显的家族性聚集现象，一个家族中有两个或两个以上患者发病；息肉往往单发，数量不多；结直肠癌是最突出的临床表现，来源于息肉恶变，多见于右半结肠，发病年龄低，同时性或异时性结直肠癌发病率高，但预后与散发性结直肠癌比相对较好；常发生肠外恶性肿瘤，如子宫内膜癌、胃癌、卵巢癌、胰腺癌、肾盂癌、皮肤癌、膀胱癌、淋巴与造血系统肿瘤等。

286. 遗传性非息肉病性结直肠癌怎么治疗？

对诊断明确的遗传性非息肉病性结直肠癌应该按照肿瘤的根治原则，施行手术治疗。因为术后再发生结直肠癌的机率高，术式一般主张行全结直肠切除术。对肿瘤特异发生于结肠的遗传性非息肉病性结直肠癌可行全结肠切除、回直肠吻合术，对肿瘤特异发生于直肠的遗传性非息肉病性结直肠癌可行直肠切除、结肠肛管吻合术，但这两种术式都没有完全消除结直肠癌发生的可能性，所以全结直肠切除、回肠肛管吻合术受到越来越多的应用。

287. 什么是多原发结直肠癌?

多原发结直肠癌是指同时或异时性发生于结直肠两个或两个以上相互独立的原发性浸润性癌灶,这些癌灶可以位于不同肠段、也可以位于同一肠段,但不包括家族性息肉病或溃疡性结肠炎患者的多原发癌。

在6个月以内发现的两个或以上原发癌灶称同时性多原发性结直癌;6个月以上发现的两个或以上的原发癌灶称异时性多原发性结直癌。

多原发结直肠癌是一种少见的肠道外科疾病,但近年由于纤维结肠镜的普及应用,该病早期发现率有上升趋势。

288. 多原发结直肠癌治疗及预后与单原发结直肠癌有何不同?

多原发结直肠癌的治疗原则与单原发结直肠癌相同,即争取早期行根治性切除术,术后根据病理实施放疗、化疗。

多原发结直肠癌预后一般较好,且异时性结直肠癌较同时性结直肠癌预后要好。同时性多原发结直肠癌与单发结直肠癌患者在临床特点和常规病理检查发现上相似,如果病理分期相同且均实施根治性切除术,二者预后无明显差异。

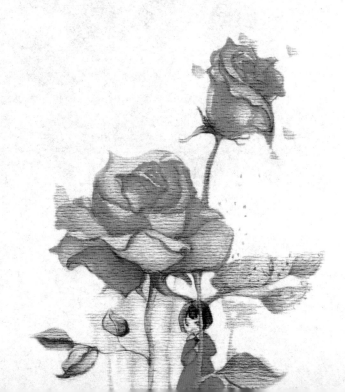

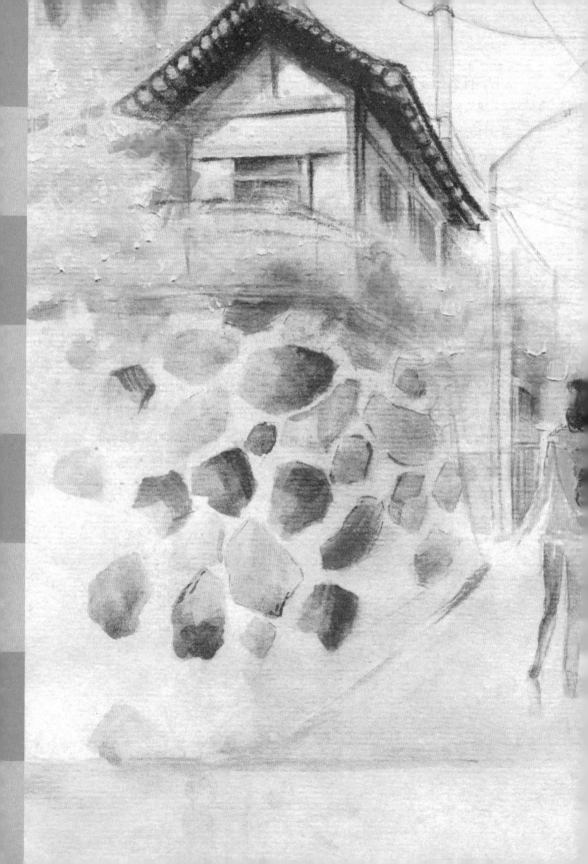

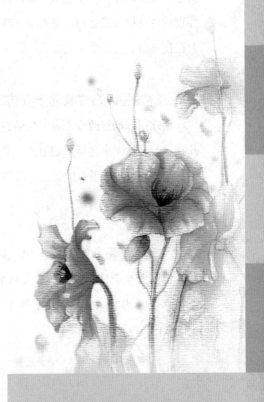

病因探究篇

289. 为什么常出现家庭多名成员患上癌症？

多个家庭成员出现癌症可能有几方面的原因：①可能仅仅是一个巧合；②可能是因为家庭成员生活在相似的环境或者有相似的生活习惯，比如均喜欢吸烟和酗酒；③可能家庭成员遗传因素所致。需要注意的是，仅有5%以下的癌症患者因父方或母方缺陷基因遗传所致，而绝大多数癌症患者与遗传因素无关。缺陷基因仅会增加癌症的风险，其存在并不意味着一定会出现癌症。

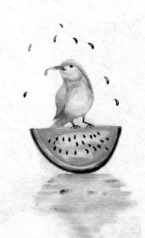

290. 如果多名家庭成员出现癌症，应该注意什么？

当多名家庭成员出现癌症时，应注意他们出现癌症的年龄以及癌症类型。在自己出现疾病症状和不适就诊时应告知医生这些信息，这有助于医生判断是否需要进行特殊检查确定自己是否存在癌症。同时，应该定期进行体检，确定身体是否存在异常。

291. 哪些生活方式有助于预防癌症呢？

癌症可以通过改变不良的生活方式进行有效预防，即俗话说的"管住嘴和迈开腿"，具体说来包括戒烟限酒、平衡膳食、适当锻炼、维持正常体重、预防感染、避免和减少职业危险暴露。保持健康的心态、健康的生活方式有助于对癌症的预防。

292. 结直肠哪个部位最容易出现癌变？

根据发生部位，结直肠癌发病的比例由高到低分别为直肠（占66.9%）、乙状结肠（占12.4%）、升结肠（占11.2%）、降结肠（占5.4%）和横结肠（占4.1%）。

293. 导致结直肠癌的高危因素有哪些?

存在以下因素的人群有较高的结肠癌患病风险,应予以关注:①有遗传性结直肠癌家族史;②曾患结肠息肉;③有以下消化道症状:慢性腹泻、慢性便秘、黏液血便;④膳食结构不合理,包括能量摄入过多(饱和脂肪酸摄入过多),喜食或长期食用腌制、烤制、熏制食品;⑤体质指数(BMI)超过正常,过度肥胖;⑥不良生活习惯,吸烟、饮酒、生活不规律;⑦有精神刺激史、阑尾手术史和家族肿瘤史等。

294. 饮食与癌症的发生有关系吗?

饮食会影响大肠癌、胃癌、口腔癌、肾癌、食管癌和乳腺癌的风险。我国研究发现,13% 死于癌症的患者水果摄入不足,还有 3.6% 蔬菜摄入不足。高摄入动物脂肪、动物蛋白和低纤维饮食是患大肠癌的危险因素。长期食用烟熏盐渍品、高温、辛辣食物是患胃癌的危险因素。嚼槟榔、饮酒是患口腔癌的危险因素。高摄入乳制品、动物蛋白、脂肪是患肾癌的危险因素。食物过热、偏硬、制作粗糙、吞食过快、辛辣刺激是患食管癌危险因素。高热量、高脂肪饮食是患乳腺癌的危险因素。因此,饮食习惯与癌症发生密切相关。

295. 能通过控制饮食降低癌症发生风险吗?

通过平衡的健康饮食能有效降低癌症风险。平时应注意多摄入含膳食纤维多的水果和蔬菜,同时减少红肉和肉制品、盐的摄入。红肉是指烹饪前呈现出红色的肉,包括猪肉、牛肉、羊肉、鹿肉、兔肉等

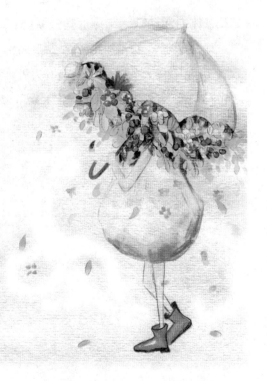

所有哺乳动物的肉，肉制品包括腌制肉类、火腿等。

296. 某些宣传中所讲的抗肿瘤饮食能相信吗？

广告宣传中常常听到某些特殊食品或"抗肿瘤食品"对身体非常有益。我们不应该轻信和依赖这些所谓"抗肿瘤食品"降低癌症发生风险，它们无法替代健康的平衡膳食在维持身体健康中发挥的作用。世界卫生组织建议每天至少应该摄入400克水果和蔬菜，预防癌症和其他慢性疾病。

297. 饮酒与肿瘤有关系吗？

饮酒能增加口腔癌、喉癌、食管癌、乳腺癌、大肠癌、肾癌、肝癌的发生。研究表明，在死于肿瘤的男性患者中有 6.7%，女性患者中有 0.4% 与饮酒有关。饮酒量越大，出现癌症的风险越大。重度饮酒会导致肝硬化，从而导致肝癌的发生。

298. 体力活动缺乏与癌症有关系吗？

体力活动缺乏会增加乳腺癌、大肠癌和子宫内膜癌发生风险。由于生活方式改善，目前我国大多数人缺乏必要体力活动和锻炼。在我国，死于肿瘤的男性患者中有0.3%、女性患者中有0.2%与体力活动缺乏有关。通过增加活动量和锻炼身体能有效地降低癌症发生风险。